中文翻译版

角膜地形图图谱及临床应用指南

Atlas and Clinical Reference Guide for Corneal Topography

主　编　王明旭　Lance J. Kugler

副主编　Linda A. Morgan　Helen J. Boerman

主　译　周激波　蒋　丽

译　者　岳　雨　朱　怡　车丹阳

主　审　瞿　佳

科学出版社

北　京

图字：01-2014-5989 号

内 容 简 介

　　本书主要分为两个部分，一部分以角膜地形图为基础，另一部分以角膜疾病为基础，是一本可以供繁忙的临床医生在诊室随时高效查阅与参考的角膜地形图参考书。本书图片由临床常用的地形图仪拍摄，包括 Oculcus Pentacam 地形图仪和蔡司 Atlas 地形图仪。然而，图像识别的原则可以应用于任何地形图仪上。鉴于本书收集了大量的地形图及对应的角膜疾病，临床医生可将本书作为角膜地形图仪旁的工具书。

　　本书在眼科医疗领域受众范围广泛，可作为医学生的学习工具书，亦可作为临床医生在遇到疑难角膜地形图时使用的参考书。普通眼科医生、白内障与屈光手术医生、角膜病专家、视光师、眼科住院医生和医学生都能从这本有价值的图集中获益。

图书在版编目（CIP）数据

角膜地形图图谱及临床应用指南 /（美）王明旭（Ming Wang），（美）兰斯·J. 库格勒（Lance J. Kugler）主编；周激波，蒋丽主译 . —北京：科学出版社，2019.1
书名原文：Atlas and Clinical Reference Guide for Corneal Topography
ISBN 978-7-03-060274-9
Ⅰ . ①角… Ⅱ . ①王… ②兰… ③周… ④蒋… Ⅲ . ①角膜疾病 - 图谱
Ⅳ . ① R772.2-64
中国版本图书馆 CIP 数据核字（2018）第 295559 号

责任编辑：戚东桂 / 责任校对：张小霞
责任印制：霍 兵 / 封面设计：陈 敬

科 学 出 版 社 出版
北京东黄城根北街 16 号
邮政编码：100717
http://www.sciencep.com
三河市春园印刷有限公司 印刷
科学出版社发行 各地新华书店经销
*
2019 年 1 月第 一 版 开本：787×1092 1/16
2024 年 1 月第七次印刷 印张：11
字数：225 000
定价：**148.00 元**
（如有印装质量问题，我社负责调换）

献　词

谨以此书献给我们的家人

致　　谢

真诚感谢为本图集编辑提供帮助的临床团队，同时感谢他们对患者的照护。

真诚感谢在美国田纳西州纳什维尔市的 Wang Vision 3D 白内障和屈光手术中心工作的 JJ Wang、Drs. Amy Waymire、Meagan Blemker、Gretchen Blemker、Marc Moore 和 Sarah Connolly。

真诚感谢以下技术人员：Kayla Epps、Scott Haugen、Eric Nesler、Erica Miller、Andrew Langston、Haley Wilson 和 Ahlee Manivong。

真诚感谢以下行政管理人员：Ana Martinez、JJ Wang、Christin Duncan、Jacqueline Karima、Thomas Bush、Ashley Patty、Suzanne Gentry、Tammy Cardwell、Terry Hagans、Leona Walthorn 和 Crystal Micillo。

真诚感谢美国内布拉斯加州奥马哈市 Kugler Vision 诊所的医生、管理者和职员们尽心尽力的支持：Sheena Blackburn、Kristie Brennen、Patti Fries、Stephanie Gee、Erica Jewitt、Rachel Moyer、Jolene Palmquist、William Schlichtemeier、Anne Silknitter、JoAnn Soukup、Sue Tomanek、Doug Wright 和 Jennifer Fischer。

真诚感谢世界各地的同事们，他们提供了如此有价值的角膜地形图病例供我们参考和讨论。

王明旭，MD & PhD
Lance J. Kugler, MD
Linda A. Morgan，OD，FAAO
Helen J. Boerman，OD，FAAO

主 编 介 绍

王明旭　医学博士，物理学博士，美国田纳西州纳什维尔市 Wang Vision 白内障与屈光手术中心院长，田纳西梅哈里医学院教授，中国上海爱尔眼科医院国际院长（译者注：现任爱尔集团美洲总裁）。王博士以特级优等生毕业于哈佛大学医学院和麻省理工学院，同时拥有激光光谱学博士学位。他在宾夕法尼亚州费城的 Wills 眼科医院完成了住院医师培训，并在佛罗里达州迈阿密市的 Bascom Palmer 眼科研究所完成了角膜与屈光手术的专科医师培训。他是《当代白内障与屈光手术》（ *Cataract and Refractive Surgery Today* ）和《屈光眼保健》（ *Refractive Eye Care* ）杂志的编委。

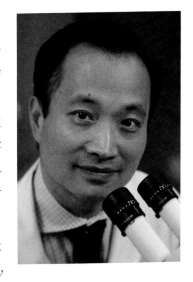

　　他曾任美国食品和药品管理局（FDA）眼科设备专家组委员，也是范德比尔激光视力中心的创始主任。王博士在世界著名杂志《自然》发表过研究论文，除此之外还出版过 5 本眼科教科书（译者注：至今已出版 9 本），包括《波前像差时代的角膜地形图》、《不规则散光：诊断与治疗》、《角膜营养不良和变性：分子遗传学方法》、《圆锥角膜和角膜膨隆：预防、诊断与治疗》及《波前像差时代的角膜地形图》（第 2 版）等。此外，他还发表撰写过 120 余篇专业论文和书籍章节。

　　王博士拥有数项利用最新生物科技重建视力的美国专利，包括羊膜角膜接触镜、用于检测视觉像差的自适应红外视网膜检影仪、用于虚拟临床试验的数字眼库、白内障超声乳化球囊成形术及全激光非超声乳化白内障手术技术。他发明的羊膜角膜接触镜已经发展成商业化产品——AmbioDisk 羊膜角膜接触镜，该角膜接触镜被全世界医生广泛使用。王博士参与了美国 FDA 组织的 Refocus 老视治疗、Avedro 交联技术治疗圆锥角膜的两项临床研究。他将飞秒激光介绍到中国，并在 2005 年实施了中国第一例飞秒 LASIK 手术。他还完成了世界第一例飞秒激光辅助人工角膜植入术（Alphacor），以及第一例 3D LASIK 手术。王博士获得了美国眼科协会成就奖和美籍华裔医师协会终身成就奖。王博士是田纳西中国商会的创始主席，也曾经是中国上海爱尔眼科医院的合伙人和国际院长。

王博士专注于研究角膜地形图、屈光白内障手术、角膜屈光手术、角膜和外眼疾病、圆锥角膜及羊膜角膜接触镜。他负责运营一个繁忙的治疗 LASIK 术后和白内障术后并发症的国际转诊诊所。他还建立了一个非营利性慈善机构——王氏视力重建基金——501c（3），该基金会已经为来自美国 40 多个州和全球 55 个国家的患者进行了免费的复明手术。

王博士曾获业余交际舞冠军，并以业余与职业组前 10 名的身份进入了国际交际舞公开赛决赛。他擅长演奏二胡，曾为美国乡村音乐传奇人物多莉·帕顿的专辑《往日情怀》的乐曲伴奏。他组织的传统交际舞年度慈善晚会——眼睛舞会，目前已经举办了 8 年，吸引了来自世界各地的参与者。

兰斯·J.库格勒（Lance J. Kugler）　医学博士，在美国印第安纳州格林卡索市的迪堡大学以特级优等生获得了计算机科学学士学位。他从俄亥俄州克利夫兰市的凯斯西储大学医学院毕业后，回到位于奥马哈市的内布拉斯加州州立大学医学中心完成了眼科住院医师培训。库格勒博士随后在著名的王明旭博士指导下，在田纳西州纳什维尔市完成了角膜和屈光手术的专科医师培训。在为期一年的专科培训结束后，库格勒博士回到了私立诊所工作。现在他是内布拉斯加州奥马哈市的 Kugler Vision 诊所的院长和医疗主管，专门从事屈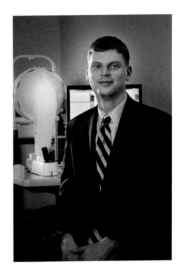光手术和白内障手术。库格勒博士同时也是内布拉斯加州州立大学医学中心 Truhlsen 眼科研究所的副教授和屈光中心主任，负责指导住院医生教育和促进屈光手术领域发展的研究项目。

库格勒博士在数个同行评议杂志上发表文章并撰写了一些教科书章节。他出席全国性学术会议，还是美国食品和药品管理局（FDA）两个临床试验的主要研究员。他在全国性会议上讲授数门专业课程，同时也是几本屈光手术杂志的同行评议专家。

库格勒博士曾在美国眼科学会（AAO）下属的年轻眼科医师（YO）信息委员会任职，也是享有盛名的美国眼科学会（AAO）领导力发展计划的毕业生。

库格勒博士与他的妻子特蕾西有 5 个孩子。

副主编介绍

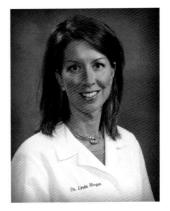

琳达·A.摩根（Linda A. Morgan）　视光学博士，美国视光学会会员。她于2000年在宾夕法尼亚视光学院以最高荣誉获得了视光学博士学位，2010年成为美国视光学院的会员。职业生涯中，她担任过屈光手术主任、临床主管、市场主管，以及位于圣路易的密苏里大学的副教授。摩根博士在视光界进行过许多主题的讲座。目前，除了参与普通的患者护理，她还在内布拉斯加州奥马哈市的 Kugler Vision 诊所担任临床研究员及研究协调员。她曾在内布拉斯加州视光协会（NOA）委员会任职，曾任内布拉斯加州视光协会东部学会的主席，以及屈光手术的视光协会的财务主管。另外，在为国际狮子会和国际特殊奥林匹克运动会做志愿者的同时，摩根博士还时常陪伴她的家人，并在当地芭蕾舞团中担任志愿者。

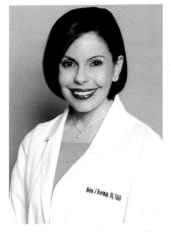

海伦·J.伯尔曼（Helen J. Boerman）　视光学博士，美国视光学会会员，毕业于纽约州立大学视光学院，在印第安纳州州立大学完成了屈光手术管理的住院医师培训。在完成了她的培训后，她加入了田纳西州纳什维尔市的 Wang Vision 白内障与屈光手术中心，并在此担任临床手术主管、视光医师实习主管，以及印第安纳州立大学视光学院的副教授。她在该中心为期十年的医疗实践期间与王明旭博士一起编辑了两本角膜地形图教科书，并在角膜地形图、屈光手术和眼前节方面，撰写了许多书籍的章节并发表了期刊论文。她目前在田纳西州富兰克林市的私人诊所提供验光咨询，专门从事手术咨询和激光视力矫正手术、晶状体置换和白内障手术的术后护理。她是屈光技术验光协会的活跃会员并专注于眼表疾病诊治与研究。伯尔曼博士和她的丈夫、两个女儿居住在田纳西州布伦特伍德市，喜欢全家旅行。

中 译 本 序

周激波医生今年春天从美国访学回来，就努力把访学的成果带给国内的同行，5月初即邀请王明旭教授到上海第九人民医院（以下简称九院）来做讲座，最近又组织他的博士研究生们把王教授的专著《角膜地形图图谱及临床应用指南》翻译成中文，邀我为他写序言，我欣然答应。

回想 2007 年秋我与周医生在温州初相识时，他是浙江大学和温州医科大学联合培养的博士研究生，正在温州做毕业课题，后经他的导师瞿佳教授推荐，2008 年夏天来到九院眼科工作。到九院后，我叮嘱他：在九院眼科工作，要专注自己的专业，把视光做大做强，不要丢掉自己的专业而把自己变成眼整形医生。他没有辜负我的期望，坐得起冷板凳，即使是初期没有患者没有手术做的时候，也没有动摇自己对专业的追求和执着。他励精图治，坚持把科室的视光和屈光手术专业做大做强，使九院眼科角膜屈光激光的手术量成倍增长，从默默无闻一跃成为上海公立医院第二。他也攻坚克难，积极治疗超高度近视患者，引进新技术，新开展了后巩膜加固手术、有晶状体眼人工晶体植入术、屈光性透明晶状体置换术和角膜交联与视光验配工作，使九院眼科视光和屈光手术专业呈现了全面发展的好势头。科室专业成长的同时，周医生自己也成长为博士研究生导师，近年来他招收培养了 10 名硕士研究生和博士研究生。

周医生回国之后多次和我谈起王明旭教授，对王教授的仰慕敬佩之情溢于言表，王教授先以全美医学院统考第一的成绩被哈佛大学医学院录取，后以特级优等生和毕业论文第一名的优异成绩从哈佛大学和麻省理工学院毕业，再通过激烈的竞争和严格的选拔，得以在美国最好的眼科医院完成住院医生和 Fellow 培训，最后成为一名成功的开业医生。作为一个出生在中国、在国内读完大学才去美国学习的华人，他的成绩是骄人的。周医生这次将王教授的这本角膜地形图专著翻译介绍给国内的眼科同道，我想，更重要的是，借此将王教授的专业工作思想和方法介绍给大家，期望这本专著能够对国内眼科同道尤其是年轻的眼科医生有所帮助。

范先群

2018 年 8 月 18 日

译 者 序

2005 年秋，我在杭州开始博士研究生学习，偶然看到一本中文版传记《与眼共舞》，书的主人公就是出生于杭州的王明旭教授，我一口气读完了那本书，为主人公传奇的经历、超人的睿智和非凡的成就感动。2018 年初，我有幸去美国访学，行李箱中就带着那本传记，到美国的第一周，我把书又读了一遍，因为结束在 Wilmer Eye Institute 和 Weill Cornell Hospital 的访问之后，我要在春天到位于田纳西州纳什维尔市的 Wang Vision Institute 访问，跟随王明旭教授学习。

与王教授朝夕相处的一个月里确实有如沐春风的感觉，也对他不平凡的工作成绩和平凡的日常生活有了更深入的了解。王教授的专业工作非常繁忙，连轴转的工作似乎也契合了他闲不住的性格和超常旺盛的精力。按照收入统计数据分析，他诊所的排名在美国诊所的前万分之一，让我惊讶的是，完成大量临床工作的同时，他主编了 9 本眼科学教科书，这本《角膜地形图图谱及临床应用指南》是其中的一本，我一看到这本书，立即有把它翻译成中文的念头，因为王教授是中国科技大学毕业后去美国学习工作的，他的经验和智慧应该让更多的人来分享，来为之喝彩，这其中自然不能少了中国的眼科医生。王教授素来喜欢和同行交流，诲人不倦，对我的想法很是鼓励，回国之后我就着手和我的博士研究生们一起开始翻译工作。

翻译本书的过程首先是学习的过程，在翻译过程中，我常常不知不觉地穿越到在王教授身边学习的时光，我也意识到做好这个工作是对过去那段时光最美好的纪念。内心常常体会到王教授在图谱内容编排方面独具匠心，也能从他对角膜地形图细致入微的解读中，体会他的睿智和对事物的敏感，这些难能可贵的工作素质是王教授成为一名杰出的眼科医生的重要原因，也是值得我努力提高的方面。

要特别感谢我的恩师瞿佳教授，感谢他百忙中审阅译稿，我一直铭记感恩瞿老师多年来对我的培养提携。在美国工作的蒋丽医生也是我的好朋友，我在王教授那里的学习得到了她热忱的帮助。她先期完成了本书一部分的翻译工作，做了一个很好的开头；我回到国内后，我们也一直就翻译工作保持着沟通。张昊志先生在我之前也曾经为本书的中文版翻译工作做了一些尝试和筹划，在此一并表示感谢。

王明旭教授正在发挥自己的优势，继续致力于中美眼科领域的交流并帮助中国眼科医生提高发展，希望这本书能为国内的眼科医生、视光工作者和医学生学习、认识使用角膜地形图有所帮助。翻译不妥之处敬请同道们指正。

周激波
2018 年 8 月 15 日于上海

原 书 序

真诚感谢、衷心祝贺《角膜地形图图谱及临床应用指南》的主编王明旭博士（Ming Wang）和兰斯·J. 库格勒博士（Lance J. Kugler）及副主编琳达·A. 摩根博士（Linda A. Morgan）、海伦·J. 伯尔曼博士（Helen J. Boerman）。他们将多年的经验和知识凝聚于这本简明清晰、编排有序的图册。把角膜地形图图像和对角膜生理学、病理学的临床理解结合起来，同时进行了明晰可辨的图形分类。作为第一部利用图形识别来讲授角膜成像的教科书，它提供了一种新的临床诊断方法。

这本教科书预想了临床医生如何在医疗实践中运用角膜图像。由两种方式提供资料：第一种是以角膜地形图为基础，显示不同角膜疾病在不同类型角膜地形图中的表现，包括前表面轴向屈光力图、高度图（前表面和后表面）及角膜厚度图；第二种是以疾病为基础，利用不同类型的图像显示角膜疾病的组合视图。

角膜成像设备从 20 世纪 90 年代初期的 8 环 Placido 盘系统发展至今已经取得了很大的进步。过去的 Placido 盘角膜地形图局限于反映角膜前表面，而且包含的伪影甚至超过真实信息。今天的设备利用同时采集图像的多种成像资源，提供了丰富的角膜信息。它们利用自动化图像采集和精细的效验算法将伪影最小化，甚至能综合角膜前表面、角膜后表面和角膜厚度的信息，提供诊断性解读。

大多数临床医师都认同，对于眼科医师和眼视光医师来说角膜图像必不可少。角膜图像广泛应用于临床和围手术期处置。角膜图像被用以辅助角膜疾病诊断和接触镜验配。它提供有价值的信息支持人工晶状体度数计算，帮助选择最合适的晶状体，并在许多屈光手术决策方面起着核心作用。角膜地形图也被用来评估角膜交联的效果及监测角膜疾病的发展变化。

这些应用显著地提升了医疗服务质量。与此同时，它们也向临床医生提出了令人生畏的挑战，临床医生必须有能力快速准确地解读角膜地形图。不同的角膜地形图可能表明不同的疾病，而从长串的可选菜单中选择合适的视图，需要医生的经验与智慧。当着患者的面，在正常角膜地形图中挑选出异常角膜地形图，并根据对图形的解读做出重要决定，需要医生的专业知识。此外，快节奏的科技发展使得医生跟进仪器的最新功能变得更加困难。

角膜图像本来是技术性而且常常是非特异性的。在不同的临床情况下，同一张角膜地形图既可能是正常的，又可能是异常的。例如，一张显示旁中心角膜厚度为 450μm 的角膜厚度图，对一个 21 岁的人可能暗示圆锥角膜，而对于一个 65 岁的人就不必担心。中心角膜曲率为 47D 的角膜地形图，在远视 LASIK 术后是正常的，但在近视激光手术后就暗示角膜膨隆。

这些复杂性使这本书变得非常重要。作者们利用图形识别在患者角膜疾病和其角膜地形图之间的联系，以便于临床医生们学习识别图像而不是专注于孤立的发现。这种方法特别适用于那些在初期伪装成正常的进展性角膜疾病。该书中这种创新的方法对医学生和有经验的临床医师都有所帮助。

从学习的最早阶段到高阶研究阶段，图形识别在日常生活中必不可少。婴幼儿利用图形识别来区分熟悉和陌生的面孔。国际象棋大师级选手能够在扫视棋盘后计划出复杂策略，不是通过研究每颗棋子的位置而是通过观察经常被重复的图像和布局。

图像识别需要熟悉和经验，我们认为这是一种专业技能。有经验的汽车司机会在一瞬间分辨出正常交通情况和潜在威胁，而新司机可能不行。就医学而言，眼科医生很容易区别红眼是因为异物还是细菌性结膜炎，而对于内科医生来说这种区别并不显而易见。

科技并不能够替代临床理解力，临床专业技能依然是必要的。角膜地形图软件能利用关键的指标来检测圆锥角膜，但解读并不是完美的。因为软件只能使用当前检查的信息，所以它仅能利用全部可用信息的一小部分。算法同样不能在丰富的病史和其他临床信息中设定指标。事实上，目前还没有技术能像人类大脑那样，可以同时鉴别、评估、分类、接受和拒绝线索。

临床医生的角色从未比现在更重要、更激动人心和更具挑战性。区别正常和异常的角膜地形图图像的能力可辅助临床诊断，并帮助识别早期疾病以便及时干预。相反，误诊会导致患者不幸的结果并增加医生的责任风险。虽然每一只眼睛都是独一无二的，但疾病发展遵循特定的模式，这种模式可被识别、学习。随着临床医生被要求在多种平台上解读图像，包括手持设备如智能手机，医生识别角膜地形图图像的能力将随着时间的推移变得日益重要。

这本书将成为每一位与角膜打交道的医生的临床指南。该教科书创新的章节和系统性的组织，使其既是学习工具也是参考工具。它的价值将会随着角膜图像在日常实践中应用的拓展而增加。

我祝贺该书的作者们，该书将为眼科资料的丰富作出宝贵贡献！

盖伊·M.克孜瑞恩 (Guy M. Kezirian)，医学博士，美国外科医师协会会员
SurgiVision 股份有限公司顾问
亚利桑那州，斯科茨代尔市

前　　言

现今我们通过手术改变角膜的能力显著提高，患者对视力的期待也上升到前所未有的高度，因此角膜地形图的解读就成了所有眼科医护人员的重要临床技能。

尽管自动参数分析和参考数据库已充分发展，解读角膜地形图依然需要图像识别的训练。比如 LASIK 术前评估方面，现在有一种共识：术前角膜形状的异常或许是术后角膜膨隆的最重要危险因素。因此，认识正常角膜地形图和异常角膜地形图之间的区别已经变得越来越重要。

然而，在跟进角膜地形图解读的最新进展方面，繁忙的临床医师受到时间的挑战。在一个忙碌的诊所，在诊疗椅旁，面对着一份角膜地形图时，医生通常没有时间去深入地进行角膜地形图的仪器计算，或回到办公室打开角膜地形图教材去研究其背后的科学问题。在手边有一本角膜地形图图册，并能迅速地将临床上遇到的角膜地形图与图册中的地形图进行对比，从而确诊临床疾病并制定出治疗方案，对于临床医生来说，那将有巨大价值。

为了实现这个目标，我们编写了这本《角膜地形图图谱及临床应用指南》。

我们相信眼科专业人员会发现：在他们日常处理眼前节疾病时，这本图谱将会成为一个必不可少的工具。

我们把这本图谱分为三篇：

第一篇，回顾了当今两种主要类型的角膜地形图之间的区别，即 Placido 盘角膜地形图与以高度为基准的角膜地形图。

第二篇，介绍了以角膜地形图为依据的诊断和评估角膜疾病的方法。这个部分按照地形图的类型进行编排（轴向屈光力图、前角膜高度等）。首先呈现的是正常的角膜地形图，接着是一组常见角膜疾病的相同类型的图。

第三篇，采取相反的方法将地形图以疾病为基础进行编排。在这一部分中，介绍了常见角膜疾病在不同类型角膜地形图上的表现。

本书无意成为某种特定角膜地形图设备的延伸手册，也不是地形图异常的自动参数分析的深入解读指南。这样的指南已经存在并写得很完善。我们只是感觉，繁忙的眼科医务人员需要一本常见角膜疾病的地形图图谱。我们相信所有的眼科专业人员：普通眼科医师、白内障和屈光手术的医师、角膜专科医师、验光师、眼科和视光学住院医生和专科培训医生——都会发现这本《角膜地形图图谱及临床应用指南》是一部必不可少的桌面参考书；而如果你拥有电子版本，它能实现诊间的搜索、显示和对比，是案头必备的工具。

王明旭，医学博士，物理学博士
兰斯·J.库格勒，医学博士
琳达·A.摩根，视光学博士，美国视光学会会员
海伦·J.伯尔曼，视光学博士，美国视光学会会员

目 录

第三篇　疾病的角膜地形图诊断方法

第一篇

概述：角膜地形图和角膜断层扫描

第一章

Placido 盘角膜地形图介绍

自从 19 世纪 80 年代晚期，研制出了雅瓦尔·普拉西多（Javal-Placido）靶以后，Placido 盘角膜地形图成为了最常用的技术。Placido 盘角膜地形图的基础是同心圆环在角膜上的反射。同心环间距离近，说明角膜曲率陡峭；同心环间距离远，说明角膜曲率平坦。只有角膜表面清晰时才能观察到清晰的反射同心环。Placido 盘仪器设计的初衷并非描述角膜形状，而是在镜片矫正屈光不正时辅助评估角膜的光学特性。到了 20 世纪 70 年代，计算机应用于解读这些环形反射后，Placido 盘角膜地形图的应用得到了拓展。

它利用角膜反射图像来测量曲率，将斜率数据与预先确定的数学模型进行匹配，从而计算出角膜各区域的高度。然而这种计算方法会导致角膜高度结果不正确，因此本书不讨论基于 Placido 盘影像的角膜高度图。

第二章

基于高度的角膜地形图介绍

Placido 盘角膜地形图是用于描述角膜表面的曲率和屈光力的标准方法。然而，Placido 盘角膜地形图是建立在二维影像基础上的，因而不能精确地描述角膜形状。为了精确地测定角膜的形状，Z 坐标（或者高度）的测量是必需的。

近年来研发出了几个系统，试图通过测量角膜的 X、Y、Z 坐标从而测定角膜形状。目前可供使用的几个系统中，最常见的是德国 Oculus Optikgeräte 股份有限公司研制的 Pentacam（眼前节测量分析系统）。由于该系统是以高度为基准的角膜地形图和角膜断层扫描，性能优于 Placido 盘角膜地形图，Pentacam 正在迅速成为角膜图像的标准测量方法，尤其是在屈光手术患者术前筛查中。

鉴于 Pentacam 检查的普及，本书中描述的大部分图像采集于 Pentacam。Pentacam 应用了"沙伊姆弗鲁格"成像原理（Scheimpflug imaging principle），有效地延伸了焦深，使得其能完整地描绘整个眼前节的图像。焦深延长的代价是影像的失真，Pentacam 通过软件计算校正了这种失真。Pentacam 搭载一台旋转的 Scheimpflug 相机，每次扫描拍摄 25 ～ 50 幅图像，每个角膜的表面可生成 25 000 多个高度点。

较之于传统 Placido 盘，Pentacam 技术有几个优势：Placido 盘技术是利用几种固有的假设来计算角膜屈光力，由于它只能测量角膜前表面而缺乏角膜后表面的信息，无法真正测得角膜屈光力。为了克服这个缺陷，Placido 盘角膜地形图假设角膜后表面曲率半径是角膜前表面曲率半径的 82%，这就造成了很大的误差，特别是那些屈光术后眼。相比之下，Pentacam 直接测量高度数据，因此可获得真实的角膜屈光力图。

此外，Placido 盘系统应用旁中央角膜测量值通过假设推导出周边角膜参数，这同样会引起误差。在许多角膜临床情况中，例如在屈光手术前后，中央角膜的变化量相对于周边角膜的差异是巨大的。【译者注：如果仍用角膜旁中央参数来推导周边参数，会引起更大误差。】

为了使临床医生们从 Placido 盘角膜地形图轻松地过渡到以高度为基准的断层扫描角膜地形图，Pentacam 包括了轴向屈光力图，以期复制 Placido 盘角膜地形图的测量功能。和其他以假设为基础的任何衍生图一样，Pentacam 的轴向屈光力图也衍生于直接测量的角膜高度数据，所以容易产生相同的误差。

角膜高度图和参考面的概念将在第四章中详细论述。

角膜厚度图

在典型的Pentacam四图界面中，除角膜高度图外还有地形测量图，或称角膜厚度图。该图不仅能显示传统超声测定的中央和旁中央角膜厚度，还能描述整个角膜范围的厚度分布情况。

角膜厚度数据在屈光手术术前筛查中十分有用，也能辅助评估剩余基质层厚度。在排除亚临床圆锥角膜（forme fruste keratoconus，FFKC）时，角膜厚度测量同样提供了非常有价值的数据，通过它可以判别角膜的最薄点与角膜顶点是否一致。

第二篇

角膜地形图为基础的诊断与评估方法

第三章

轴向屈光力图

轴向屈光力图是传统角膜屈光力的主要表达方式。在轴向屈光力图中，每个点的数值和颜色代表与该点具有相同曲率半径的球体的曲率。意味着光在每个点的折射与在同样曲率的球面的折射均相同。

轴向屈光力图能对角膜光学进行粗略的描述，但它不能描述角膜的形状。轴向屈光力图衍生出来的任何对角膜形状的表达，都必须设定假设：需要某个特定的形状来产生所描述的光学特征。在轴向屈光力图上，角膜每个点的曲率和高度与该点对应的中心球面的曲率和高度均不相同。这种差异在地形图边缘附近更加明显，因此角膜的形状是失真的。

尽管存在这些缺点，但轴向屈光力图仍然是最常见的地形图，并且在特定的临床条件下，常常是唯一可用的技术手段。轴向屈光力图可以作为一种简单描述角膜散光的工具，包括柱性、轴向和不规则散光。

目前 Placido 盘轴向屈光力图仍在普遍使用，而且在特定的临床条件下，它常常是唯一可用的技术手段。此外，一些角膜病的许多经典描述都是基于 Placido 盘的图像。因此，我们也将其纳入本书。我们选择使用蔡司角膜地形图仪拍摄的轴向屈光力图，因为它是在国际上最常使用的设备。从其他设备生成的轴向屈光力图看上去是相似的，所以对于这些图而言，总体上可应用相同的原则。

Oculus Pentacam 系统上的轴向屈光力图

本书对基于高度的角膜地形图如 Pentacam（OCULUS Optikgeräte GmbH）生成的轴向屈光力图进行了重要区分。Pentacam 直接测量高度，然后从高度数据获得轴向曲率。因为轴向屈光力图是间接获得的，所以其准确性有限。然而 Pentacam 提高了分辨率、加快了速度、改进了软件，所以轴向屈光力图也因此得到改进。

由于轴向屈光力图在观察角膜表面和等高线方面，一直有它的局限性，由高度数据衍生出的数据所引起的任何额外限制，临床上不一定有意义。但是，意识到各种角膜地形图相关的局限性是很重要的。

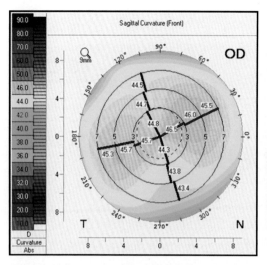

图 3-1　正常 Pentacam 轴向屈光力图：显示规则散光，28° 子午线附近角膜陡峭

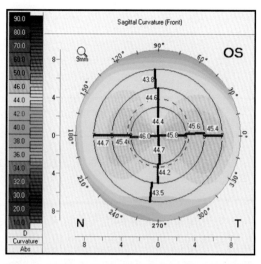

图 3-2　正常 Pentacam 轴向屈光力图：伴逆规散光，−2.00D

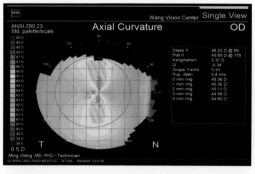

图 3-3　正常蔡司角膜地形图：该眼存在中度散光，约 2.40D

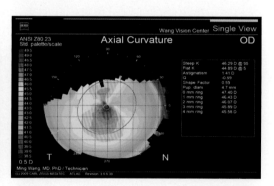

图 3-4　正常蔡司角膜地形图：中度顺规散光

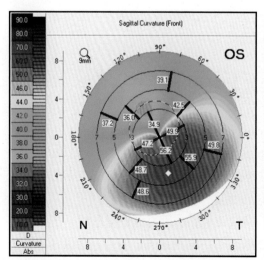

图 3-5　圆锥角膜地形图：下方角膜陡峭。颞下区的陡峭，导致鼻上区角膜测量向平坦偏移

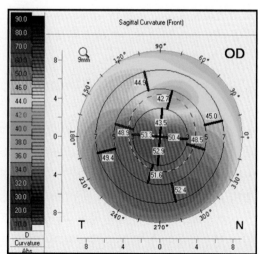

图 3-6　圆锥角膜地形图：下方角膜陡峭

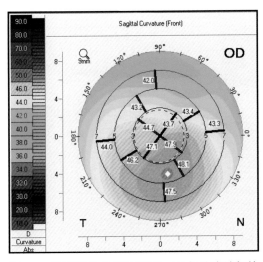

图 3-7 轻度圆锥角膜地形图：下方最陡峭部接近 48D。仅从角膜曲率计读数无法诊断圆锥角膜，而角膜下方区域陡峭有助于诊断

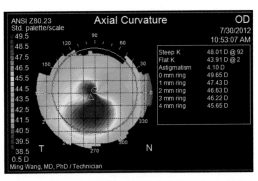

图 3-8 Placido 盘角膜地形图显示了一个不对称的领结形图案，这是早期圆锥角膜的经典表现。不对称领结形与对称领结形图案不同，后者见于伴规则散光的正常眼（图 3-1）。该轴向屈光力图来自 Atlas 角膜地形图仪。图中右侧列表，陡峭 K 值显示 48.01D，而 0mm 环显示陡峭 K 值为 49.65D。这个例子说明阅读整个地形图是很重要的，不能只读 K 值，否则可能会遗漏角膜最陡峭的部分

图 3-9 中央角膜陡峭地形图：下方角膜不对称隆起，与圆锥角膜相符。该轴向屈光力图显示 K 值为 49.06D 和 46.81D。同样，如果不看单个环曲率，只看 K 值似乎是正常的。然而最陡峭的环 K 值达到 52.10D

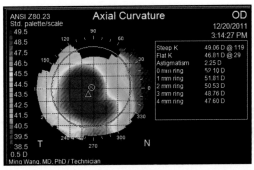

轴向屈光力图：透明边缘角膜变性

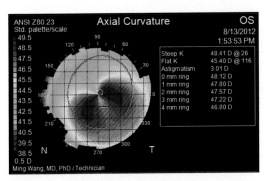

图 3-10 弯领结图案是透明边缘角膜变性的经典征象

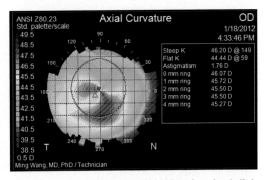

图 3-11 下方角膜陡峭和弯领结图案，与透明边缘角膜变性相关

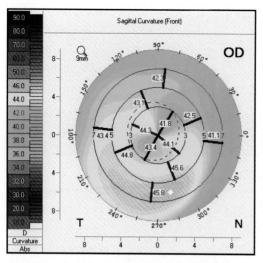

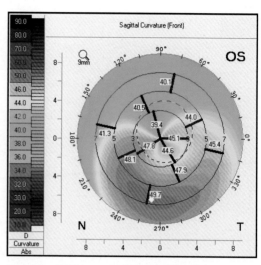

图 3-12　该图显示了下方角膜的边缘部陡峭，这常常与透明边缘角膜变性相关。这一图案被称为"蟹爪形"

图 3-13　该图显示了透明边缘角膜变性的下方角膜陡峭和弯领结表现。蟹爪形图案在此图中更加明显

轴向屈光力图：屈光手术术后

轴向屈光力图：放射状角膜切开术后

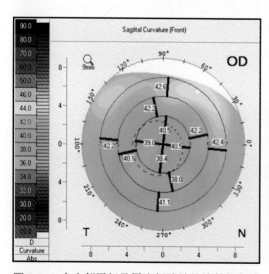

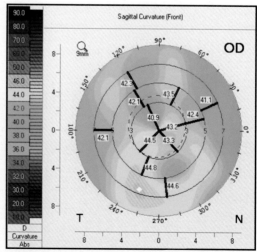

图 3-14　中央部平坦及周边部陡峭是放射状角膜切开（radial keratotomy，RK）术后的典型表现。RK 切口旨在使中央边缘区角膜更加陡峭，从而使中央部角膜平坦，达到矫正近视的目的

图 3-15　该图是一例 RK 术后眼，显示典型的 4 条放射状切口。图中可见下方角膜陡峭并有蟹爪形图案，可能与透明边缘角膜变性相混淆，不过此处是 RK 切口导致的

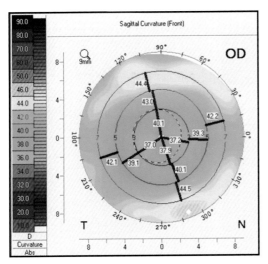

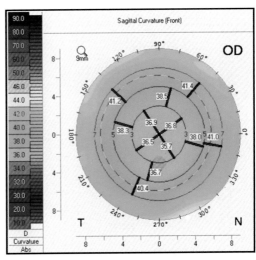

图3-16 可见RK术后中央角膜平坦。中央角膜不规则平坦，伴有边缘部角膜陡峭，这是RK术后的典型表现

图3-17 该图是RK术后患者的轴向屈光力图，显示了典型的中央平坦（蓝色区域）和中央边缘区角膜陡峭（深绿色）。请注意中央部平坦角膜的形状是不规则的。在准分子激光原位角膜磨镶术（LASIK）和屈光性角膜切削术（PRK）术后，也会表现为中央角膜平坦，可是往往比RK术后要规则得多

轴向屈光力图：准分子激光屈光性角膜切削术术后

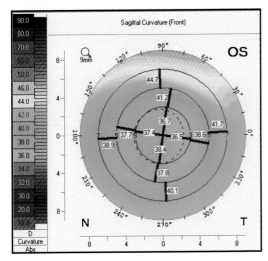

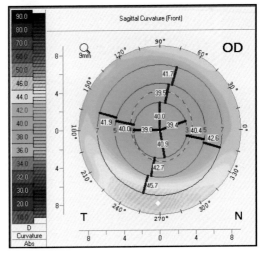

图3-18 准分子激光屈光性角膜切削术（photorefractive keratectomy，PRK）术后，显示了比较均一的K值。由于中央部角膜平坦，上方毗邻区域角膜显得较为陡峭。此例可以看出轴向屈光力图只能展现角膜的曲率而不能展现角膜的形状

图3-19 图中可以看出，PRK术后K值较均一。同样的，由于毗邻于中央平坦部，下方有一个陡峭区

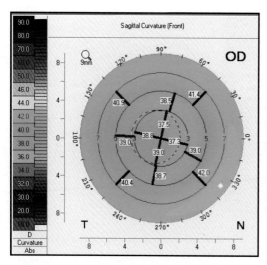

图 3-20　PRK 术后轴向屈光力图，K 值均一

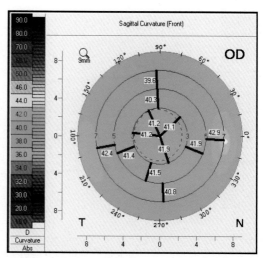

图 3-21　PRK 术后轴向屈光力图，显示角膜曲率正常。这张图大致正常，因而初看起来很容易遗漏患者的 PRK 手术史

轴向屈光力图：准分子激光原位角膜磨镶术术后

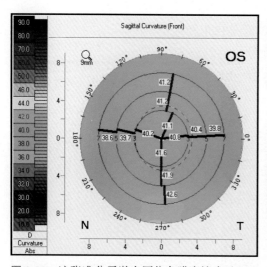

图 3-22　这张准分子激光原位角膜磨镶术（laser assisted in situ keratomileusis，LASIK）术后的轴向屈光力图显示了残留的规则散光。如果不知道病史，可能会难以判断该眼是 LASIK 术后

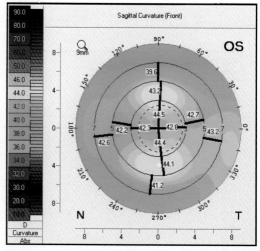

图 3-23　该轴向屈光力图显示了 LASIK 术后的散光。可能由于光学区较小，导致上下两个毗邻区域比较陡峭

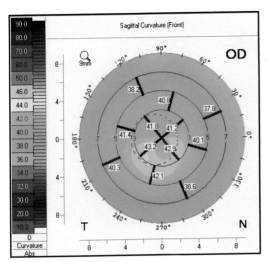

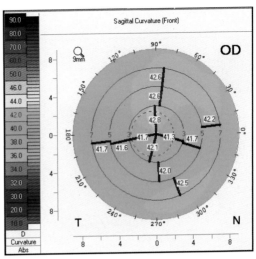

图 3-24 这个 LASIK 术后的患者治疗前有轻度的远视。注意：相对于周边部，中央角膜陡峭程度增加了，这是远视 LASIK 术后的特点。这些表现非常细微，很容易被忽视

图 3-25 这是低度近视患者的术后图片。同样的，仅根据这张轴向屈光力图可能无法准确判断这是 LASIK 术后地形图

轴向屈光力图：角膜移植术后

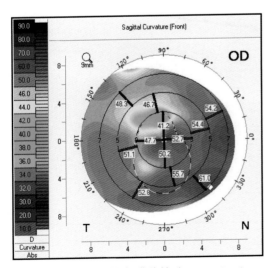

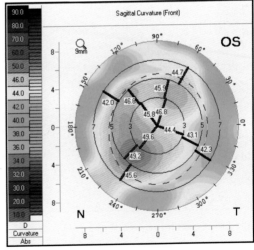

图 3-26 这是穿透性角膜移植（penetrating kera-toplasty，PK）术后眼的轴向屈光力图。请注意图中的不规则反映了 PK 术后眼典型的角膜表面不规则

图 3-27 另一例 PK 术后角膜，伴有显著的不规则散光

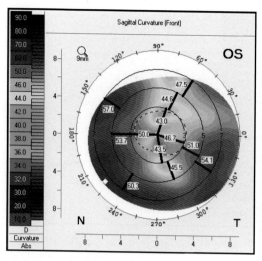

图 3-28　PK 术后眼

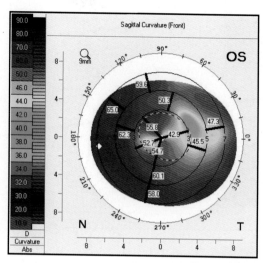

图 3-29　PK 术后眼，伴有超过 14D 的中央区散光

轴向屈光力图：角膜内基质环植入术后

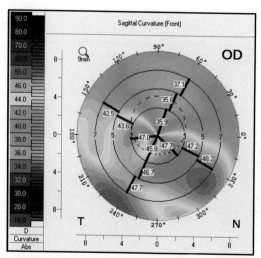

图 3-30　该角膜地形图清楚显示了在 60° 和 240° 标记处，基质环（Addition Technology，Inc）植入区角膜平坦

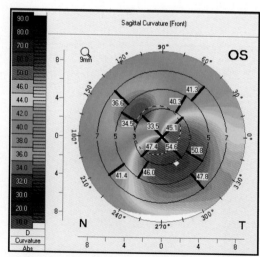

图 3-31　角膜基质环植入术后轴向屈光力图，较术前更加平坦。这显示了判断疗效时，进行治疗前后两图比较的重要性

轴向屈光力图：传导性角膜成形术术后

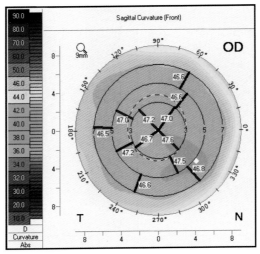

图 3-32 传导性角膜成形术（conductive keratoplasty，CK）会导致角膜周边部平坦及中央部陡峭，与远视 LASIK 术后相似

轴向屈光力图：不规则散光

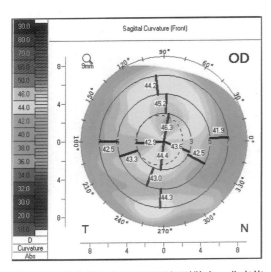

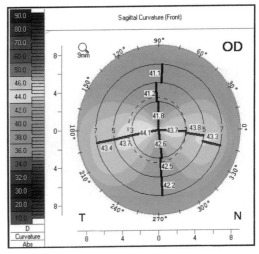

图 3-33 轴向屈光力图显示不规则散光，曲率值在角膜不同点不断变化

图 3-34 不规则散光眼的轴向屈光力图，显示了角膜水平子午线的屈光力变化

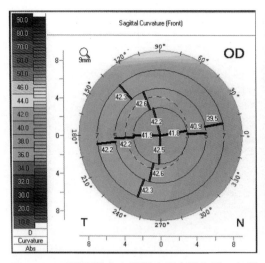

图 3-35 不规则散光也能影响垂直子午线，如图所示。请注意陡峭轴（红色）和平坦轴（蓝色）并非垂直相交

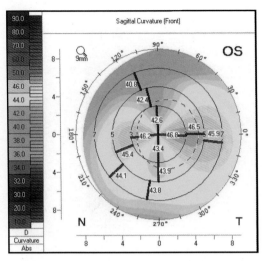

图 3-36 轴向屈光力图显示，水平和垂直子午线曲率均有变化

轴向屈光力图：术后角膜膨隆

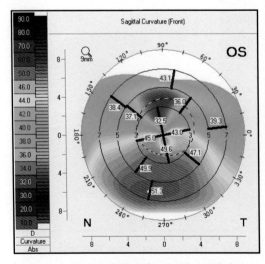

图 3-37 一例术后角膜膨隆。如果不结合病史，这一表现无法与圆锥角膜相区分

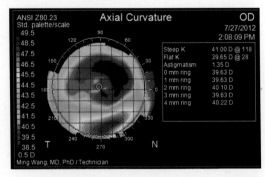

图 3-38 这是来自 Atlas 角膜地形图仪的一例 LASIK 术后角膜膨隆的轴向屈光力图。如果不结合病史，可能与透明边缘角膜变性相混淆。上方比较对称的平坦区域是提示该患者有屈光手术史的主要线索

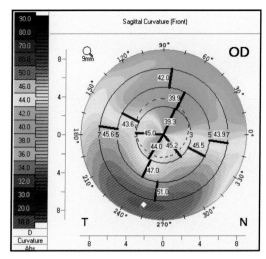

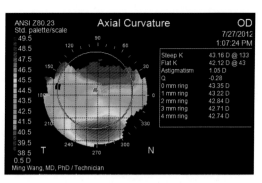

图 3-39 LASIK 术后角膜膨隆的轴向屈光力图
（Pentacam 测量），与透明边缘角膜变性的表现
相似。同样的，不结合病史难以将其与圆锥角膜
相鉴别

图 3-40 LASIK 术后眼的 Placido 盘轴向屈光力
图。请注意下方区域的角膜陡峭，看起来与圆锥
角膜很相似

第四章

前表面高度图

本书中的角膜高度图来自 Pentacam（OCULUS Optikgeräte GmbH）。角膜高度图从 X、Y、Z 轴描述角膜表面，较 Placido 盘轴向屈光力图描述更加准确。

可能在地理学的地形图中，参照面的概念更容易理解。比如说，在地理地形图中用海平面作为参照面。整个地形中的每一个山峰和山谷都以海平面为参照标准，高耸的山脉以红色或黄色呈现，深谷以蓝色或绿色呈现。

前表面高度图是利用计算机生成的参照面，来描述角膜前表面的隆起和凹陷。由于高度图不是基于轴向曲率，所以它能更准确地反映角膜表面的形状，能避免一些假阳性结果。角膜高度数据来自于角膜与拟合球面的比较。拟合球面的半径就是最接近于角膜表面的规则球面的半径，这样的参照面我们也称它为最佳拟合球面。角膜上的每一个点都以相对于最佳拟合球面的颜色来显示。暖色调（如橘色和红色）用来描述隆起，冷色调（如蓝色）用来表示凹陷。对于正常的定义是不同的，本书中作者认为，高度比角膜最薄点大于 +4μm 或比前表面顶点处大于 +6μm，为前表面高度异常。

尽管球面是最常用的参照面，其他形状的参照面也有使用。另一个常用的参照面是环曲面的椭球体，由于它符合人眼角膜的自然扁椭球形，部分学者对其更加青睐。参照面的对齐方式也能进一步设定。改变给定角膜的参照面会大大改变角膜地形图的外观；正如改变海平面会改变地理地图的外观一样。本书中我们选择采用最佳拟合球面作为参照面，并采用浮台对齐的方式，也就是通过球面的直径和位置的选择，使得参照面和角膜的接触面积达到最大。

重要的是，我们要记住高度图定义的是角膜形状而不是屈光力。屈光力并不是由角膜高度本身决定的，而是由高度变化决定的。如前所述，反映角膜屈光力最佳的是轴向屈光力图，而 Pentacam 是通过直接测量角膜高度的变化，来反映角膜屈光力。因此，尽管轴向屈光力图和前表面高度图是相关的，但它们之间并不直接一一对应。

角膜前表面高度图在屈光手术中尤为重要。屈光手术过程包括角膜组织的去除和重新塑形，直接影响了角膜表面的高度。因此，理解屈光手术前后的角膜高度图至关重要。举个例子，通过对比屈光手术前后的角膜高度图，可以直接测量手术中去除角膜组织的准确的量。角膜高度图也能用于检测术后异常，如偏中心切削和中央岛。

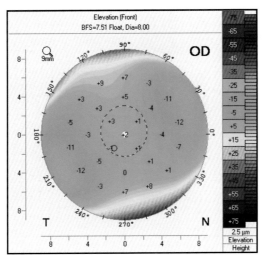

图 4-1　正常的 Pentacam 角膜前表面高度图

前表面高度图：圆锥角膜

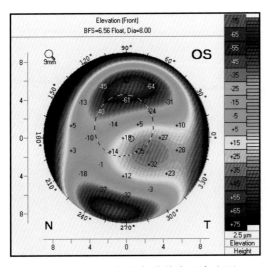

图 4-2　圆锥角膜患者的角膜前表面高度图，显示了与诊断一致的典型颞下区角膜隆起（红色）。此图中向前隆起的最高处是 35μm，远高于正常值界限

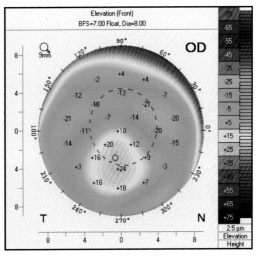

图 4-3　前表面高度图显示下方角膜隆起，这是圆锥角膜或角膜扩张的典型表现

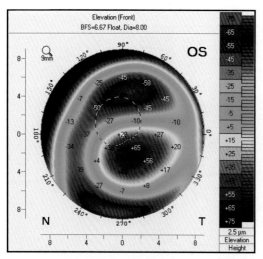

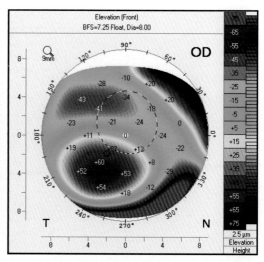

图 4-4　诊断为圆锥角膜的患者，前表面高度图显示了显著的下方角膜隆起（红色）

图 4-5　圆锥角膜患者的角膜隆起常出现在颞下方，如图所示。红色区域显示显著的角膜隆起

前表面高度图：透明边缘角膜变性

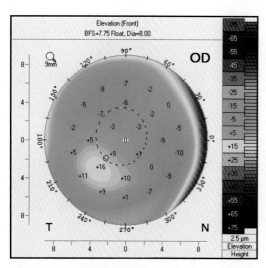

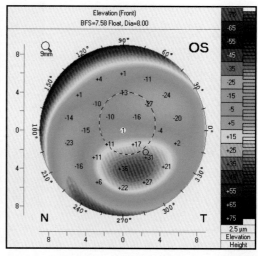

图 4-6　透明边缘角膜变性与圆锥角膜的典型区别展现在轴向屈光力图中。而在前表面高度图中区别较小，难以鉴别两种疾病

图 4-7　该角膜高度图反映了与参照面相对的隆起。这种隆起与圆锥角膜的表现相似，只有当其他特征（如轴向屈光力图）出现时才能诊断为透明边缘角膜变性

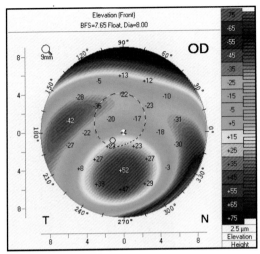

图 4-8　诊断为透明边缘角膜变性的患者的角膜高度图，显示了下方角膜隆起（红色）。注意：此图无法与圆锥角膜的角膜高度图相鉴别

前表面高度图：屈光手术术后

前表面高度图是检测角膜屈光手术中去除的角膜组织最直接的方法。前表面高度图也能用于诊断激光屈光手术术后的偏中心切削、中央岛或其他异常情况。

前表面高度图：放射状角膜切开术后

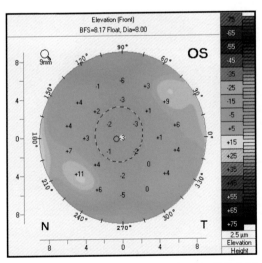

图 4-9　放射状角膜切开（RK）术后患者的角膜前表面高度图。RK 手术导致中央角膜平坦，同时角膜旁中央区隆起

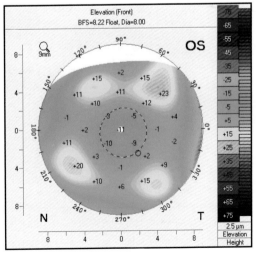

图 4-10　在 RK 切口周围通常会看到局灶性隆起。因为相对于平坦的角膜中央光学区，切口往往有隆起倾向

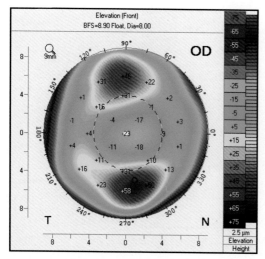

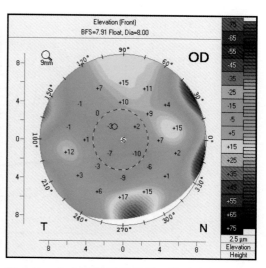

图 4-11 散光角膜切开术（astigmatism keratoto-my，AK）联合 RK 术后。角膜上方与下方显著隆起，与上升的散光角膜切开术的切口相吻合。同样的，角膜切开手术的目标是使中央角膜平坦

图 4-12 中央光学区不规则，提示患者可能有 RK 术后不规则散光

前表面高度图：准分子激光屈光性角膜切削术术后

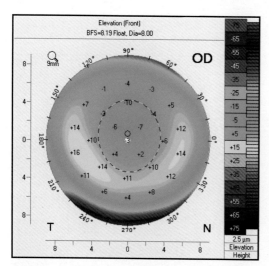

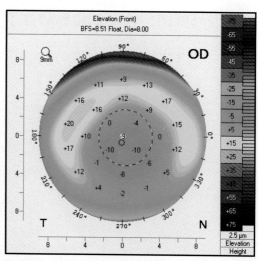

图 4-13 准分子激光屈光性角膜切削术（PRK）术后患者的前表面高度图，显示了明显的偏心切削。本来应该位于瞳孔区的扁平治疗区域显示在上方（深绿色）。相对于上方的扁平切削区域，下方的黄色区域表示角膜旁中央区的相对隆起

图 4-14 PRK 的偏心切削，向下方偏心。对切削区的粗略测量显示治疗光学区约为 4mm

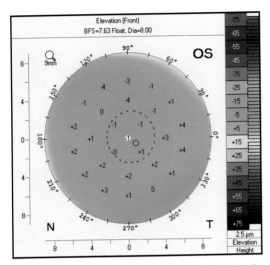

图 4-15 比较对称的 PRK 术后角膜高度图。仅根据这张图可能难以判断激光手术史

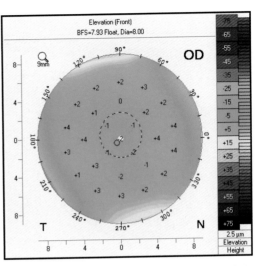

图 4-16 PRK 术后前表面高度图显示椭球形中央凹陷，与散光 PRK 治疗相符

前表面高度图：准分子激光原位角膜磨镶术术后

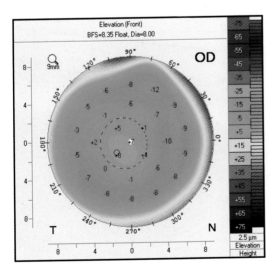

图 4-17 准分子激光原位角膜磨镶术（LASIK）术后患者的前表面高度图，显示角膜旁中央区平坦（深绿色）且有中央隆起，这是典型的远视 LASIK 治疗后的表现

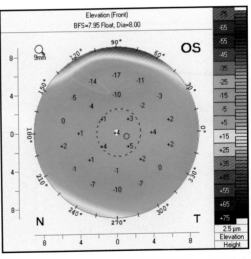

图 4-18 LASIK 治疗逆规性近视散光术后的前表面高度图，显示角膜上方和下方平坦（深绿色）

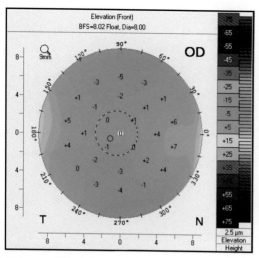

图 4-19　前表面高度图显示 90° 子午线一带角膜平坦，这与 LASIK 治疗近视散光一致

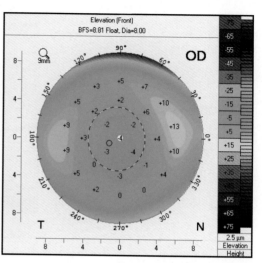

图 4-20　LASIK 治疗近视术后的前表面高度图，显示角膜中央的对称性凹陷

前表面高度图：角膜移植术后

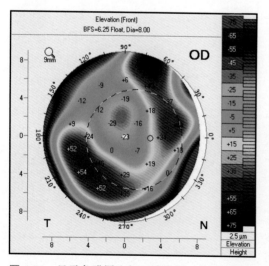

图 4-21　显示角膜周边部区域隆起，与移植物宿主交界处吻合

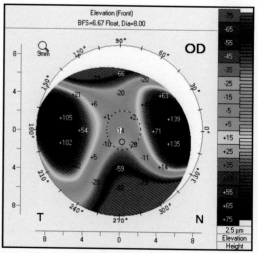

图 4-22　角膜移植术后的患者前表面显著隆起（深红色区域）

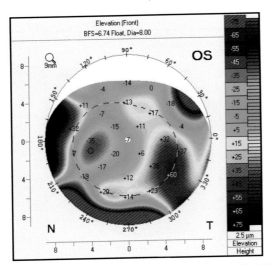

图 4-23　图中隆起是由 320° 子午线上一根缝线断裂引起

前表面高度图：角膜内基质环植入术后

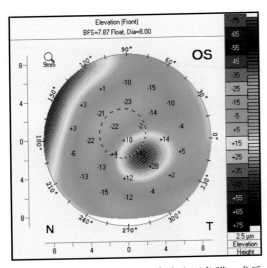

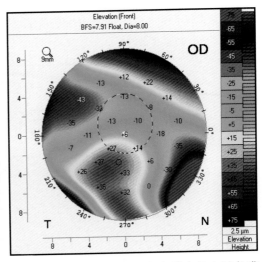

图 4-24　角膜基质环被植入旁中央区角膜。术后前表面高度图常显示旁中央区角膜平坦。如图所示，相比于中央区的隆起，上方和下方角膜较为平坦

图 4-25　尽管在上方和下方角膜中植入了角膜基质环，锥状隆起仍然存在。该眼中，角膜基质环使得上方角膜平坦，而下方角膜变平没有上方显著

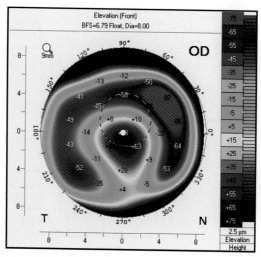

图 4-26　上方区域隆起被角膜基质环（Addition Technology，Inc）改变。
注意：周边部环形区域明显平坦

前表面高度图：传导性角膜成形术术后

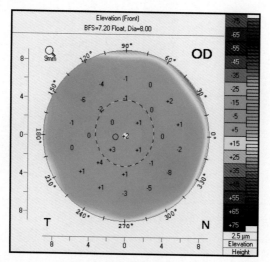

图 4-27　传导性角膜成形术（CK）术后患者的前表面高度图，显示了更加平坦的角膜旁中央区（深绿色），这一改变在 CK 术后很常见。如我们预期的一样，角膜中央区域中度隆起，使得治疗效果更好

前表面高度图：不规则散光

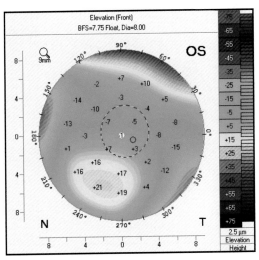

图 4-28　下方区域的角膜隆起是由于不规则散光

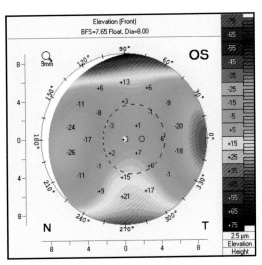

图 4-29　不规则散光患者的前表面高度图并不总是反映角膜表面不对称。此图中显示了一个没有任何不对称的沙漏状外观。因此，不规则散光很可能不是来自角膜的形状

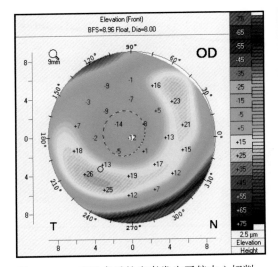

图 4-30　LASIK 术后的患者发生了偏中心切削，角膜高度的不对称造成了不规则散光

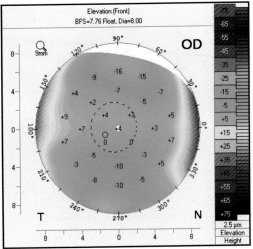

图 4-31　前表面高度图并不能检测和诊断出所有的不规则散光，比如该图显示出一种对称性改变

前表面高度图：术后角膜膨隆

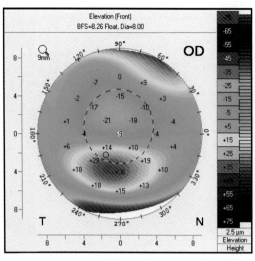

图 4-32　LASIK 术后角膜膨隆的典型表现是下方角膜隆起并伴有毗邻区域角膜明显变平，如该图分别所示的红色和蓝色区域

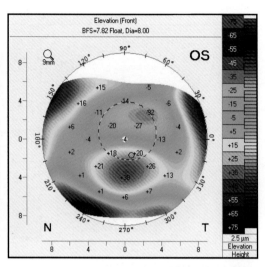

图 4-33　LASIK 术后角膜前表面高度图显示下方角膜隆起（红色），并有毗邻区域变平，这种情况常见于术后角膜膨隆

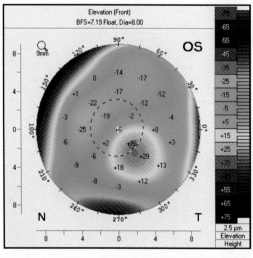

图 4-34　这张 LASIK 术后的前表面高度图显示了术后角膜膨隆，可以看到角膜颞下区域隆起和旁中央区变平

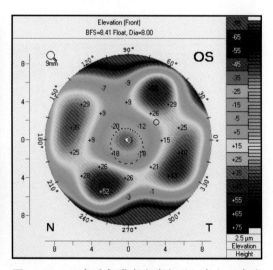

图 4-35　RK 术后角膜中度隆起（红色）。旁中央区角膜与中央平坦区角膜（蓝色）形成显著对比，这使得该患者的近视得到了矫正

第五章

角膜后表面高度图

如第二章中所讨论的，角膜高度图描述的是角膜的形状或某一特定角膜表面与参照面之间的关系。前表面高度数据对于角膜屈光手术尤为重要，因为术中从角膜前表面去除组织以改变角膜的形状和屈光力。尽管角膜屈光手术没有直接改变角膜后表面，后表面高度数据对于屈光手术也十分重要，特别是在术前筛选适合接受屈光手术的患者时。

对患者进行屈光手术术前咨询，主要目的之一是发现亚临床状态的圆锥角膜，也称为顿挫型圆锥角膜。检测亚临床圆锥角膜的传统手段是用 Placido 盘角膜地形图仪检测角膜前表面的相对屈光力。相对于上方区域的角膜来说，圆锥角膜眼角膜下方区域的屈光力增高。各种指标被用于描述并诊断亚临床圆锥角膜，一个常用的指标则是上下区域角膜差异（I-S 差）（见第三章）。

尽管传统的筛选潜在角膜扩张病例的方法是有用的，但是它们具有较高的假阳性率和假阴性率。如第二章中所述，Placido 盘角膜地形图仪检测的是角膜前表面的屈光力，并不能直接测量角膜的生理形状。Placido 盘角膜地形图仪同样也不能测量角膜后表面。圆锥角膜是一种首先出现在角膜后表面的病理过程，然后通过角膜后表面向前发展，最终累及角膜前表面。只有当累及角膜前表面时，Placido 盘角膜地形图仪上才会有明显的表现。因此，对于很多亚临床阶段的圆锥角膜病例，前表面地形图都无法检测出来。

相反，很多角膜前表面出现异常 I-S 差的病例并没有角膜扩张性疾病。造成这种假阳性结果的一个常见原因是：在采集角膜地形图图像时，没有完美地定位在角膜正中间。眼睛向上看时采集的角膜地形图会表现出异常增高的 I-S 差，而实际上这种差异是不存在的。在这种情况下，角膜后表面高度图能为诊断的正常状态提供有用的线索。有一些其他的角膜疾病，在 Placido 盘角膜地形图上看起来可能与圆锥角膜相似，但角膜后表面高度图数据正常。由于它们伪装成圆锥角膜，我们把这一类病例称为"伪装综合征"。这一类综合征将在第七章中描述。

角膜后表面高度图

根据计算机生成的参照面，角膜高度图通常描述角膜的隆起和凹陷。由于角膜高度不受轴向、方向、角膜曲率的影响，角膜高度图能更准确地检测出角膜异常。因此角膜高度图不易出现假阳性结果。

角膜后表面高度图有孤立岛状或不对称结构时可能被怀疑为角膜异常。正常角膜后表面高度值≤ 17μm，并且通常是一个对称的，包括沙漏形图案，偏差＞ 20μm 可被认为是异常值。图中的颜色用来反映偏差情况，红色表示隆起，蓝色或绿色表示凹陷。

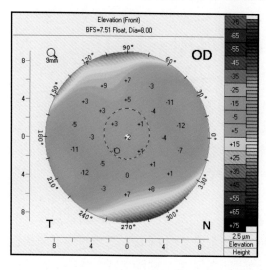

图 5-1　Pentacam（OCULUS，Optikgeräte GmbH）采集的一例正常角膜后表面高度图，该眼有逆规散光

角膜后表面高度图：圆锥角膜

早期圆锥角膜患者在 Pentacam 图像上常常出现角膜后表面高度的细微变化，而先于角膜前表面的变化。如果角膜隆起的形状和位置超出正常范围或者偏离中心 5mm，那么该眼可能疑似圆锥角膜。

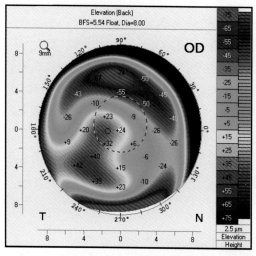

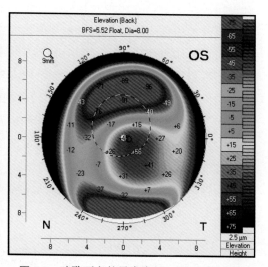

图 5-2　这张角膜后表面高度图数据超出了正常范围。不仅是高度超过了最佳拟合球面，而且下方区域角膜有异常隆起，提示圆锥角膜

图 5-3　瞳孔下方的异常隆起，提示圆锥角膜

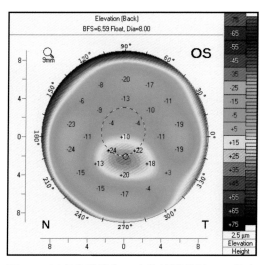

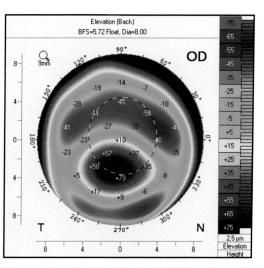

图 5-4 轻度角膜隆起，这种情况常见于亚临床状态（顿挫型）圆锥角膜

图 5-5 在瞳孔下方区域角膜有严重的隆起（深红色），这强烈提示圆锥角膜或其他角膜扩张性疾病

角膜后表面高度图：透明边缘角膜变性

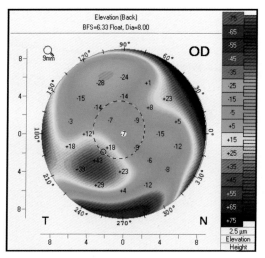

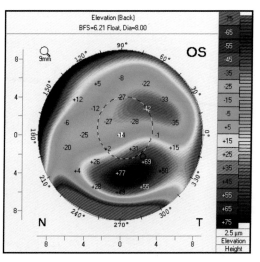

图 5-6 旁中央区角膜隆起（红色区域）。这些表现与透明边缘角膜变性的远周边区异常一致

图 5-7 角膜后表面高度图显示颞下侧边缘部角膜有严重的隆起（深红色）。蓝色区域显示了相对于参照面的凹陷

角膜后表面高度图：屈光手术术后

屈光手术后通常不会引起角膜后表面的变化。角膜后表面应该表现为正常高度值，任何偏离正常值的情况都可能提示角膜扩张。

角膜后表面高度图：放射状角膜切开术后

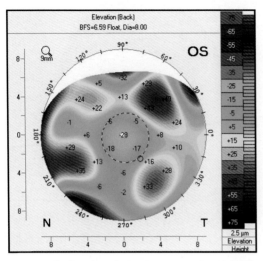

图5-8 角膜后表面高度图显示了4个不同的隆起区域（红色区域），与角膜前表面上放射状角膜切开（RK）的切口相吻合

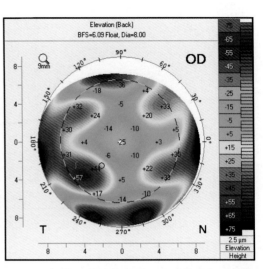

图5-9 角膜后表面高度图上显示的隆起区域与前表面的RK切口相吻合

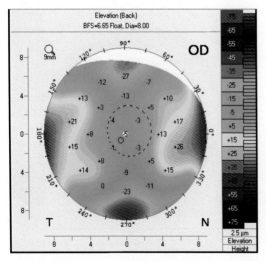

图5-10 RK术后的角膜后表面高度图显示了正常的对称结构

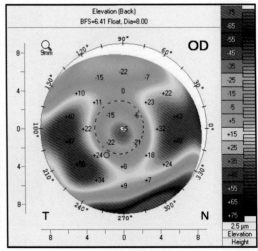

图5-11 角膜后表面高度图显示旁中央区隆起（红色区域），与RK术后相吻合。注意中央蓝色的未予治疗区域相对于参照面高度降低

角膜后表面高度图：角膜移植术后

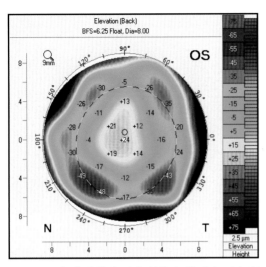

图 5-20　角膜移植术后患者的角膜后表面高度图。蓝色区域显示角膜凹陷，与宿主和角膜植片的缝合连接是一致的。中央区域后表面相对隆起

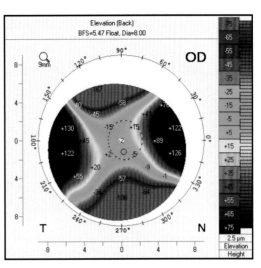

图 5-21　该角膜后表面高度图显示出对称性，与高度散光相一致

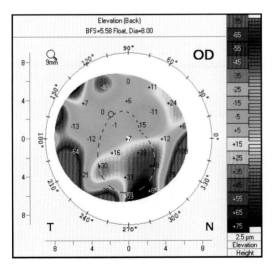

图 5-22　角膜后表面高度图不规则，这是角膜移植术后患者的典型表现

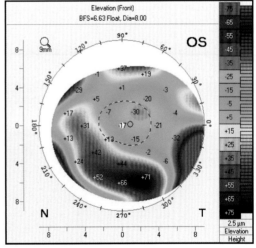

图 5-23　角膜移植术后患者的角膜后表面高度图，显示移植物向上方偏心移位，植片边缘处的下方角膜相对隆起

角膜后表面高度图：角膜内基质环植入术后

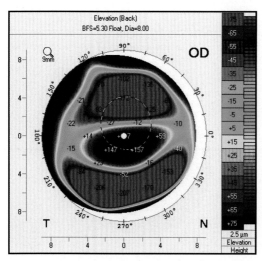 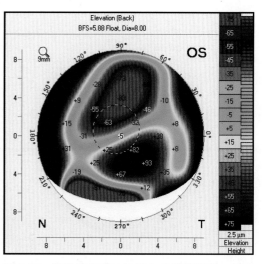

图 5-24 一例圆锥角膜患者角膜内基质环（Addition Technology, Inc）植入术后。中央深红色区域表示角膜后表面隆起，这是圆锥角膜患者的常见表现。角膜基质环在角膜前表面发挥的作用强于角膜后表面，因而即使在基质环植入术后，仍可见到角膜后表面中央显著隆起

图 5-25 该圆锥角膜已经植入角膜基质环。角膜后表面高度图显示，颞下侧深红色区域显著隆起，达到 93μm

角膜后表面高度图：传导性角膜成形术术后

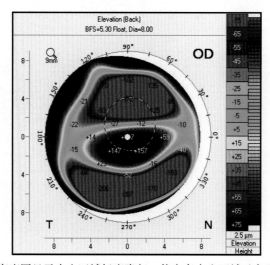

图 5-26 角膜后表面高度图显示中央区域轻度隆起，伴有旁中央区域（角膜热传导成形点）变平

角膜后表面高度图：不规则散光

根据定义，不规则散光是指角膜的主要子午线并不垂直，这可能是由于屈光手术后的角膜弯曲或其他情况所致。不规则散光患者的角膜后表面曲率往往是正常的，除非有其他情况，如圆锥角膜或角膜扩张性疾病。

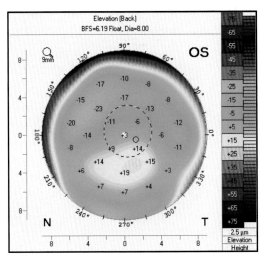

图 5-27　角膜后表面高度图显示下方角膜轻度隆起，如黄色和橘色区域所示。这一隆起与圆锥角膜相符，很可能是引起该患者不规则散光的原因

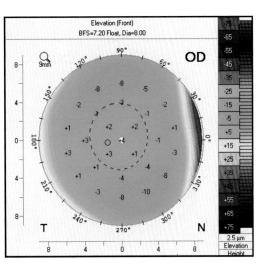

图 5-28　不规则散光患者的角膜后表面高度图，注意该图是正常的，因此引起不规则散光的原因在其他地方

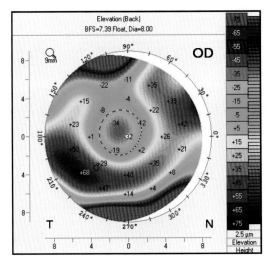

图 5-29　RK 术后不规则散光患者的角膜后表面高度图

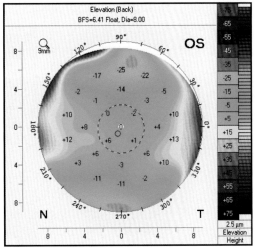

图 5-30　不规则散光患者的角膜后表面高度图，表面数据正常。因此导致不规则散光的原因并非亚临床状态的圆锥角膜，而是其他

角膜后表面高度图：术后角膜膨隆

LASIK 和 PRK 术后，角膜后表面一般不发生改变。如果发生了改变，提示可能发生了角膜扩张。角膜扩张时典型表现是后表面高度超过 18μm，并在地形图上呈现黄色、橘色或者红色。

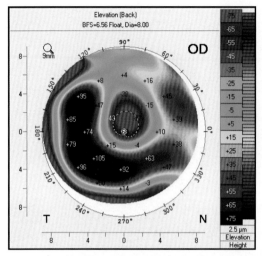

图 5-31 RK 术后患者的角膜后表面高度图，已被确诊为术后角膜膨隆（深红色区域）。在中央偏上的紫色区域显示了反差性的角膜变平，这种情况常发生在显著陡峭区的毗邻区域

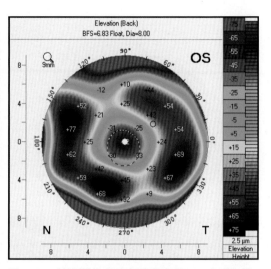

图 5-32 被诊断为术后角膜膨隆的 RK 术后患者，图中可见严重的角膜隆起（深红色区域）

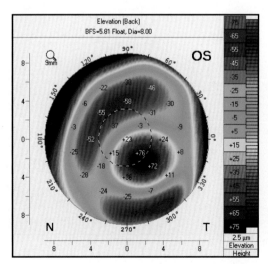

图 5-33 LASIK 术后患者，被诊断为术后角膜膨隆。该病例中角膜隆起和凹陷相差达到大约 125μm

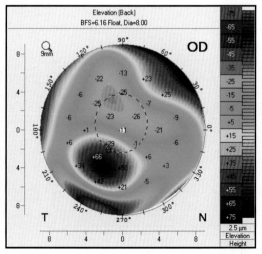

图 5-34 这张角膜后表面高度图中可见下方区域角膜隆起（深红色区域），这与术后角膜膨隆相吻合

第六章

角膜厚度图

在很多疾病的病程中，角膜厚度是一个重要的临床指标。在角膜屈光手术的评估和计划中，角膜厚度尤为重要。角膜厚度对于诊断和治疗角膜内皮功能障碍和青光眼也很重要。自 20 世纪 80 年代初，超声角膜厚度测量一直是角膜厚度测量的标准方法。尽管超声测厚仪准确性和重复性好，但其测量局限于一个点，而且探头的正确定位取决于操作人员。

中央角膜厚度是评价和规划屈光手术的传统标准。尽管正常角膜的最薄点应该是角膜中心，但仍有许多角膜的最薄点并不在中心。此外，正常角膜的最薄值在不同人群之间差异很大，因此它不能成为可靠的角膜病理检测指标。

而中央角膜与边缘角膜之间的关系可以作为角膜异常变薄的一个指标，可有助于发现圆锥角膜或其他扩张性病变。因此，基于角膜高度地形图产生的角膜厚度图是有价值的。

角膜厚度图

角膜厚度图是整个角膜厚度分布的图形表示。只有像 Pentacam（OCULUS Optikgeräte GmbH）这样的断层扫描技术才能生成角膜厚度图，而 Placido 盘角膜地形图仪无法实现。实际上，角膜厚度图非常类似于 Pentacam 测量的原始数据。研究发现，角膜厚度图的准确性和可靠性可与超声测厚法相媲美，而后者长期以来一直被认为是角膜厚度测量的金标准。测量结果显示在彩色编码的地形图上，红色和橙色代表较薄的区域，蓝色或绿色代表角膜较厚的区域。

正常角膜最薄的区域在中央 5° 以内，厚度向周边方向增加。正常情况下，角膜鼻侧和上侧区域较厚且较平坦。中央角膜正常厚度为 520 ～ 540μm。

角膜厚度图的结果可检测异常角膜，角膜最薄点偏中心和角膜厚度不对称时，提示角膜疾病（如圆锥角膜）。如果角膜的上下区域差超过 30μm，或者最薄点与对侧眼相比相差 30μm 以上，则角膜可能是不正常的。

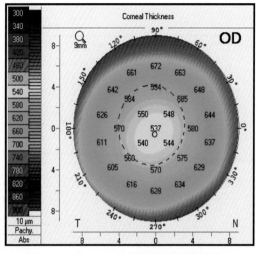

图 6-1　Pentacam 采集的正常角膜厚度图

角膜厚度图：圆锥角膜

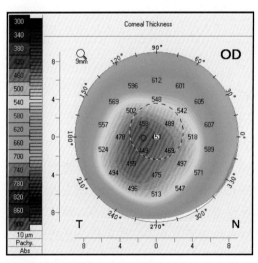

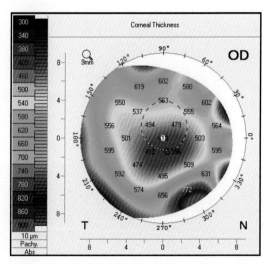

图 6-2　角膜最薄区域（红色区域）不在角膜中央 5mm 范围内，这一表现与圆锥角膜相符（尽管不能据此确诊）

图 6-3　角膜厚度图显示最薄点为 396μm，并且厚度分布不规则。这些结果与圆锥角膜是一致的，圆锥角膜通常呈现扭曲的角膜

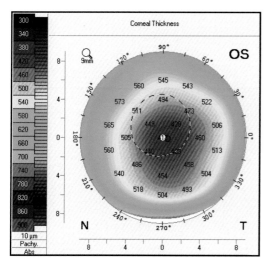

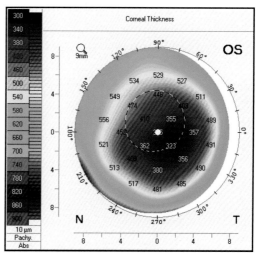

图 6-4 圆锥角膜患者的这张角膜厚度图中，长圆形的图案反映了圆锥角膜中常见的拉长的圆锥形

图 6-5 这是一张典型的圆锥角膜的角膜厚度图，深红色区域严重变薄到只有 323μm，并且显示颞下区域不对称

角膜厚度图：透明边缘角膜变性

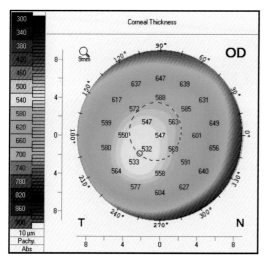

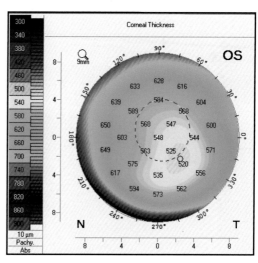

图 6-6 角膜厚度图显示，角膜最薄点向颞下侧移位，与透明边缘角膜变性相符。圆锥角膜和透明边缘角膜变性通常在角膜厚度图上难以鉴别

图 6-7 该患者的角膜最薄区域在颞下侧，与透明边缘角膜变性患者的典型变薄区域相一致

角膜厚度图：屈光手术术后

角膜厚度图：放射状角膜切开术后

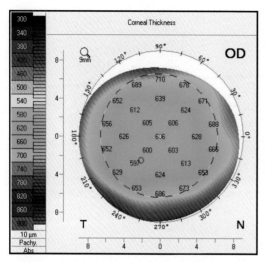

图 6-8　放射状角膜切开术（RK）使得中央角膜变平，由于并没有去除任何角膜组织，中央角膜厚度仍然在正常范围

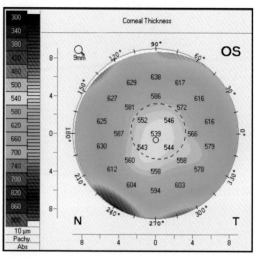

图 6-9　大致正常的角膜厚度图。但有线索提示不对称，这与 RK 手术史及 4 条 RK 切口一致

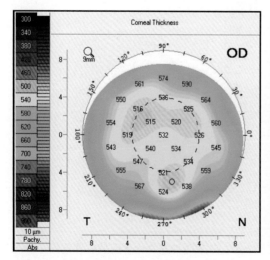

图 6-10　切口区域的上皮增生可能导致了旁中央区的角膜厚度增加

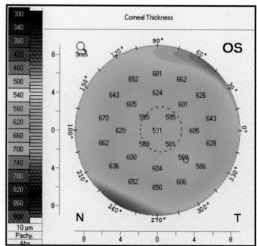

图 6-11　图中浅绿色区域显示出一个四叶草图案，与 RK 手术切口相关

角膜厚度图：准分子激光屈光性角膜切削术术后

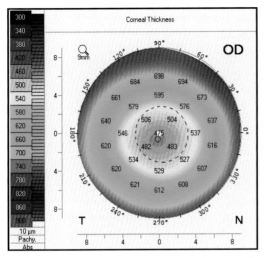

图 6-12 准分子激光屈光性角膜切削术（PRK）术后眼角膜厚度图的典型表现是中央区域角膜平坦对称，而在光学区以外的角膜旁中央区厚度快速变化

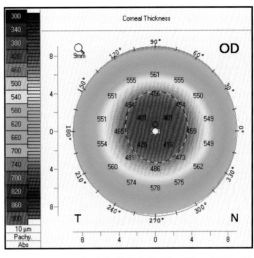

图 6-13 PRK 术后患者的角膜厚度图。大面积的红色区域表示 PRK 的切削区

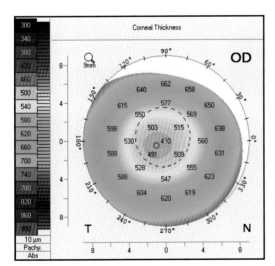

图 6-14 这张 PRK 术后的角膜地形图显示了整个角膜的厚度分布对称

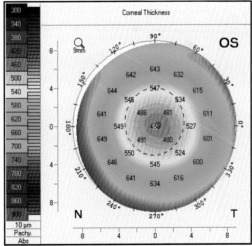

图 6-15 PRK 术后患者的正常角膜厚度图。最薄红色区域位于角膜正中央，并且光学区内角膜一致增厚

角膜厚度图：准分子激光原位角膜磨镶术术后

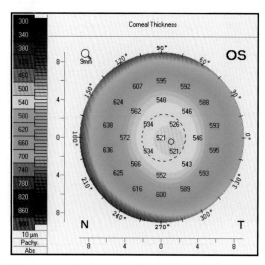

图 6-16 角膜厚度图显示角膜厚度较为均一，角膜中央区较边缘薄。仅根据这张角膜厚度图判断角膜手术史比较困难，这是一名准分子激光原位角膜磨镶术（LASIK）矫正近视术后的患者

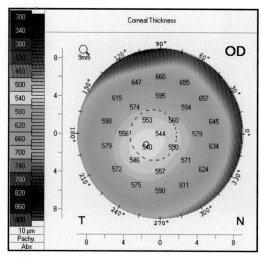

图 6-17 这是一名 LASIK 矫正远视术后的患者，注意角膜旁中央区相对变薄，这与远视消融模式是一致的。相对于瞳孔位置，角膜最薄点轻微偏中心，与 κ 角相符，这在远视眼中很常见

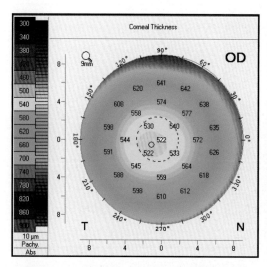

图 6-18 LASIK 矫正近视术后的角膜厚度图

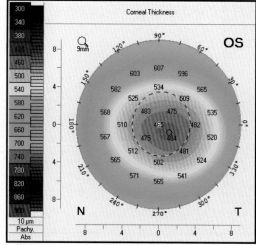

图 6-19 角膜厚度图显示中央区大面积变薄，与 LASIK 矫正近视术后相吻合

角膜厚度图：角膜移植术后

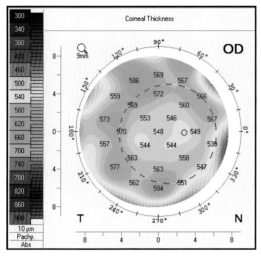

图 6-20　由于角膜移植中角膜水肿的程度不一，角膜移植术后眼的角膜厚度图通常是不规则的，显示的图案多种多样。此例中显示了一个较对称的角膜厚度图，角膜边缘相对平坦的区域对应间断缝合区域

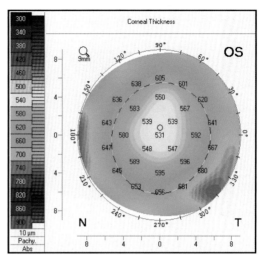

图 6-21　一例植片居中的角膜移植，角膜厚度图显示厚度相对正常

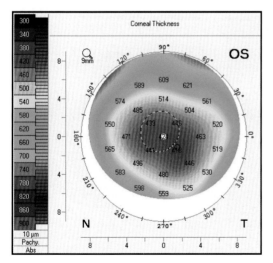

图 6-22　图中角膜移植术后的角膜厚度低于平均值。此图与 LASIK 近视矫正术后眼难以鉴别

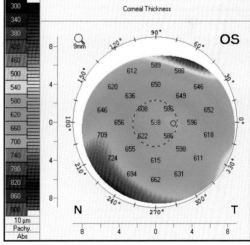

图 6-23　角膜移植术后的角膜厚度高于平均水平，提示角膜水肿

角膜厚度图：角膜内基质环植入术后

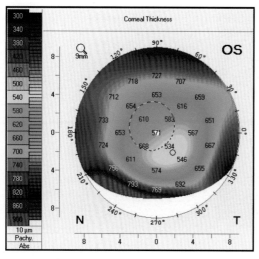

图 6-24　角膜基质环（Addition Technology，Inc）植入使旁中央区角膜厚度增加。该图显示了一个比正常情况更大的厚度梯度，由于角膜基质环的存在，角膜向边缘增厚的速率变得更快

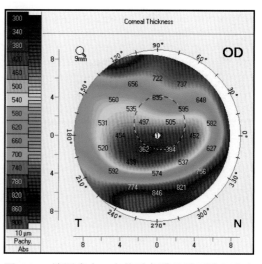

图 6-25　该图来自一名接受角膜基质环植入治疗圆锥角膜的患者。中央角膜较薄，只有 362μm，与圆锥角膜相符，旁中央区角膜较厚，接近575μm，这不符合圆锥角膜的表现，但是与角膜基质环植入相一致

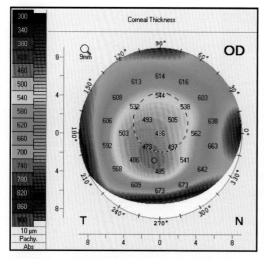

图 6-26　一例接受角膜基质环植入治疗圆锥角膜的患者，中央区显著变薄，旁中央区增厚

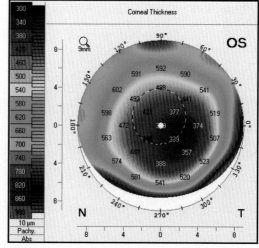

图 6-27　该圆锥角膜眼在圆锥顶点处角膜严重变薄。角膜厚度从 300 多微米跳跃性变化到 500 多微米，证实了有角膜基质环植入

角膜厚度图：不规则散光

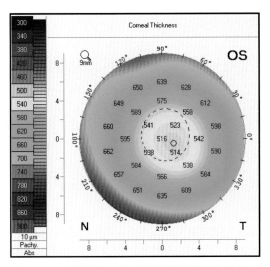

图 6-28 不规则散光患者的角膜厚度图往往是正常的：中央区域较薄，向周边部逐渐变厚

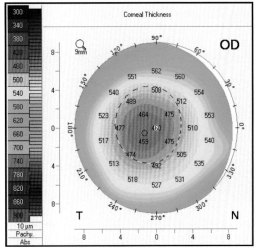

图 6-29 一例不规则散光患者的角膜厚度图，显示了低于平均水平的角膜厚度，459μm。如果不结合角膜地形图或者角膜前表面曲率，不规则散光难以确诊

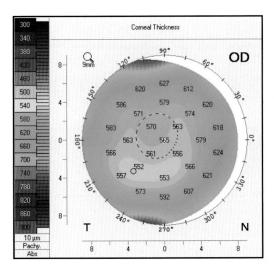

图 6-30 该不规则散光患者的角膜厚度图显示了一定的不对称性，下方旁中央区（浅绿色）比上方区域角膜薄约 25μm，这可能是导致不规则散光的原因

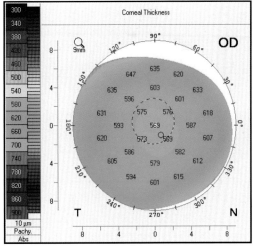

图 6-31 这一不规则散光患者的角膜厚度图显示了正常的角膜厚度和分布情况

角膜厚度图：术后角膜膨隆

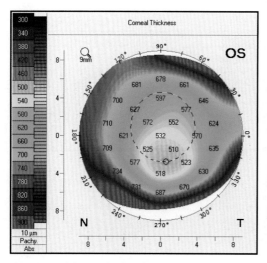

图 6-32 图中可见角膜最薄点向下方移位，这与圆锥角膜或术后角膜膨隆相一致

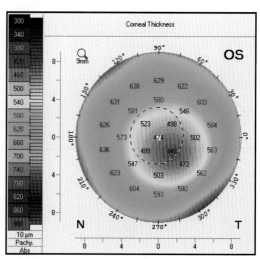

图 6-33 诊断为术后角膜膨隆的 LASIK 术后患者。该图提示了偏中心切削或术后角膜膨隆

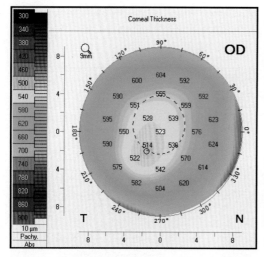

图 6-34 角膜最薄区域向下方移位，与 LASIK 术后角膜膨隆相符。同样的，如果不结合病史，仅根据该图无法与圆锥角膜相鉴别

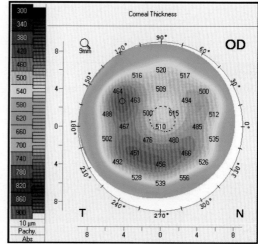

图 6-35 RK 术后眼，与 RK 切口相对应的下方区域瘢痕化。瘢痕引起角膜厚度测量误差，真实角膜厚度比此图中报告的更薄。提示任何的诊断性检测或测量，与临床情况相结合至关重要

第三篇

疾病的角膜地形图诊断方法

第七章

圆 锥 角 膜

在本篇中，将简要定义每种疾病状态。所有的角膜地形图结合在一起，显示出全面阅读做出疾病诊断的重要性。

圆锥角膜是一种双眼发病、非炎症性的退行性病变，其特点是旁中央角膜膨隆和陡峭、K 值增高，并且常伴有逆规散光。研究显示角膜变薄起源于角膜基质层。

据报道，圆锥角膜在普通人群中的发病率大约是 1/2000。圆锥角膜曾被怀疑是一种遗传性疾病，而且有家族史对于个人来说是一个重要的危险因素；但是显性遗传、隐性遗传和无规律的发病都有发生。圆锥角膜有几种可能的危险因素，包括系统性疾病（如唐氏综合征）和结缔组织疾病 [如埃尔斯 - 达洛斯（Ehlers-Danlos）综合征]。圆锥角膜也和其他眼科疾病相关，如色素性视网膜炎、小角膜、无虹膜、晶状体异位等。圆锥角膜与变态反应性疾病的关系被广泛研究，揉眼可能是该疾病发展过程中的一个诱因。虽然圆锥角膜是一种双眼发病的疾病，但通常其中一眼表现较为严重，其病程进展也是不对称和多种多样的。圆锥角膜通常在 20 多岁发病，40 岁以后不再进展。

轴向屈光力图：角膜前表面

早期圆锥角膜在角膜地形图上表现为下方或中央区域陡峭，与对侧眼相比可能有区别也可能没有区别。可能会有轻度散光的表现。已经发展出一些指标来鉴别早期圆锥角膜眼，如角膜上下屈光力差（I-S 差），但是假阳性率较高。虽然这些指标可能是有帮助的，但诊断仍在很大程度上取决于临床医生对图的识别。为此，在本章中，我们介绍了一些不同程度圆锥角膜的病例。

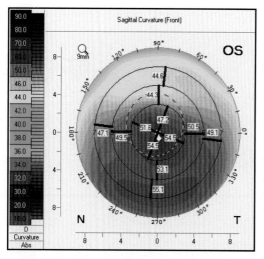

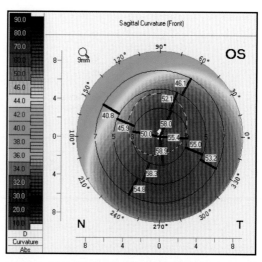

图 7-1 轴向屈光力图显示下方区域角膜陡峭（55.10D），与上方角膜相差近 11.00D，这是圆锥角膜的典型表现

图 7-2 严重的圆锥角膜病例，在整个中央和下方区域的角膜都可以见到陡峭的曲率

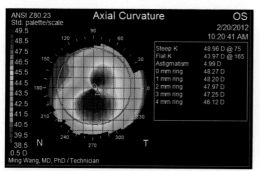

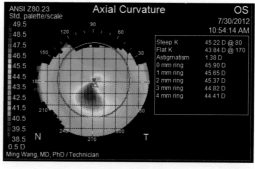

图 7-3 Atlas（Carl Zeiss Meditec）角膜地形图仪测量的这张轴向屈光力图展示了一个经典的不对称领结形，下环比上环更大。同样的，领结上可见轻度的弯曲，这与圆锥角膜相一致

图 7-4 一例轻度圆锥角膜病例，显示了明显的下方区域角膜陡峭和不对称领结形

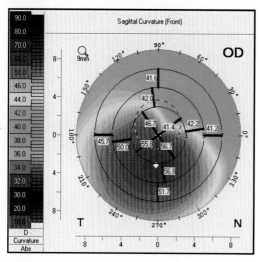

图 7-5 轴向屈光力图显示下方角膜陡峭（56.88D），这是典型的进展期圆锥角膜表现

前表面高度图

如前所述，圆锥角膜是一种向前方进展的角膜疾病，发病于角膜后表面并向前表面方向进展。因此，角膜前表面高度图的表现与角膜后表面相似，但是出现在病程较晚时期。对于正常值的定义多种多样，本书中作者定义角膜最薄点前表面高度＞ +4μm 或者角膜前表面顶点处＞ +6μm 为异常。

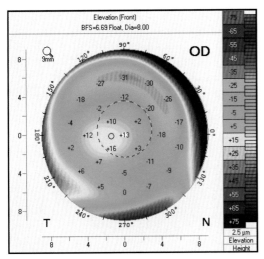

图 7-6 这张圆锥角膜患者的前表面高度图显示上方旁中央区角膜变平，黄色区域相对隆起

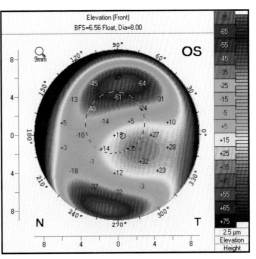

图 7-7 这名圆锥角膜患者的前表面高度图上有一个舌形图案，显示了颞下侧区域角膜陡峭

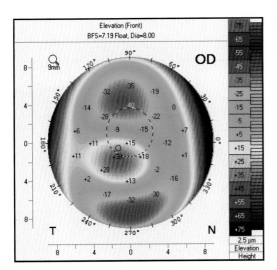

图 7-8 前表面高度图显示角膜前表面隆起（红色），这是圆锥角膜的典型表现。上方和下方的凹陷区域（蓝色）与中央隆起区域形成对比

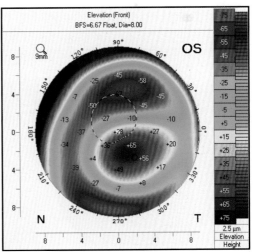

图 7-9 圆锥角膜患者的前表面高度图显示了明显的颞下侧区域隆起，达到 65μm（深红色区域）

角膜后表面高度图

　　圆锥角膜是一种首先显现在角膜后表面的疾病，随后通过角膜表面向前进展，最终角膜前表面也受累。因此，角膜后表面高度图对于早期检测亚临床状态的圆锥角膜是十分有用的。和前表面高度图一样，本书采用最佳拟合球面作为参照面。

　　尽管正常值的定义多种多样，本书作者认定角膜最薄点后表面高度＞+19μm，或者角膜后表面顶点处＞+6μm 是异常值。

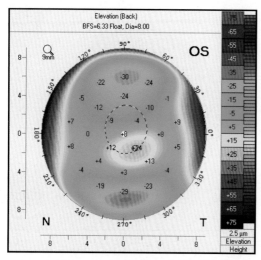

图 7-10　角膜后表面高度图是检测圆锥角膜早期变化的极佳方式，因为角膜扩张改变是从后表面开始的。此图显示了角膜后表面轻度隆起

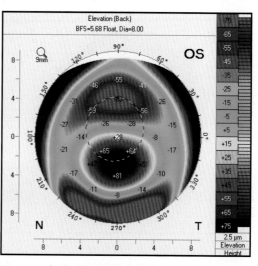

图 7-11　角膜后表面高度图显示角膜隆起至 81μm，这是典型重度圆锥角膜的表现

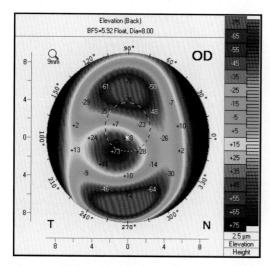

图 7-12　图中显示后表面陡峭（73μm），这是严重的异常隆起

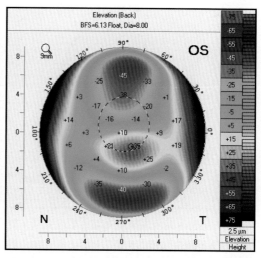

图 7-13　从此图中的角膜隆起高度来看，属于早期圆锥角膜（35μm）

角膜厚度图

圆锥角膜眼在角膜厚度图上的表现

　　圆锥角膜眼，以及亚临床状态的圆锥角膜，通常较正常眼角膜更薄。圆锥角膜眼角膜厚度从中心到边缘逐渐增厚的增长趋势更强。也就是说，当从角膜中央向边缘移动时，正常眼角膜厚度会增加，而圆锥角膜眼增加得更加迅速。此外，圆锥角膜眼的角膜最薄点通常在中央的下方，这就是所谓的下方移位。Pentacam（OCULUS Optik-geräte GmbH）的角膜厚度图对于检测可疑圆锥角膜眼的变化十分有用。

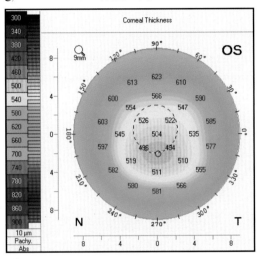

图 7-14　这个角膜厚度图显示了典型的离轴变薄，这一表现疑似早期圆锥角膜

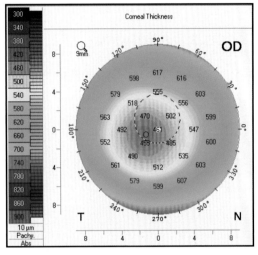

图 7-15　与平均厚度 530μm 相比，这张角膜厚度图显示了异常变薄的角膜（455μm）

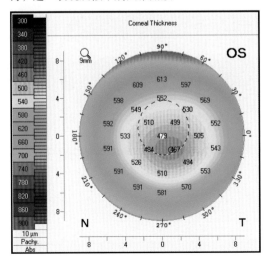

图 7-16　一例角膜变薄，伴有轻度的下方移位

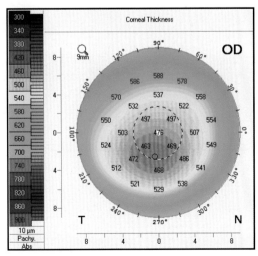

图 7-17　从这张角膜厚度图中可以看出，显示不同厚度的圆环也被扭曲成一个扁椭圆形，这通常与圆锥角膜有关。角膜最薄点的下方移位也是圆锥角膜的特征

屈光四联图

Pentacam能根据临床医生的需求，将测得的角膜地形数据以多种不同的方式呈现。屈光四联图是 Pentacam 的"标准视图"。其界面呈现了对临床医生筛选屈光手术患者最有用的 4 幅图。它提供了传统轴向屈光力图、前表面高度图、角膜厚度图和后表面高度图。每幅图都提供了有关角膜结构和健康的重要信息。如果把 4 幅图作为一组阅读，这一页面就为临床医生提供了大量的信息。

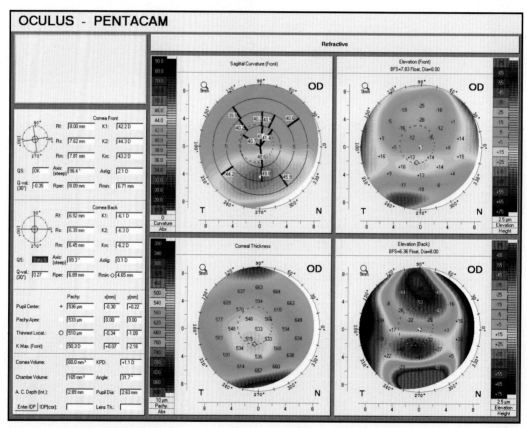

图 7-18　典型的早期圆锥角膜。可以看到角膜后表面早期隆起，先于角膜前表面的改变。轴向屈光力图中可以看到角膜下方区域陡峭

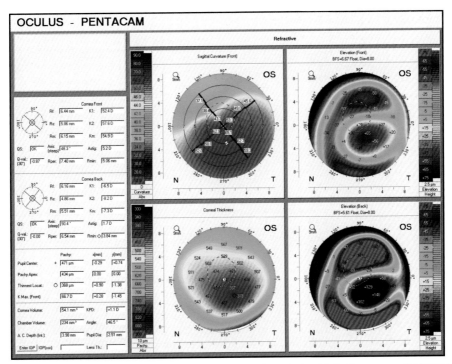

图 7-19　该屈光四联图显示的是一例晚期圆锥角膜，角膜最陡峭区域达到 65.10D。角膜厚度图及前后表面高度图都与圆锥区域相对应。当角膜厚度图和前、后表面高度图与角膜圆锥相对应时，作者称之为"三位一体"

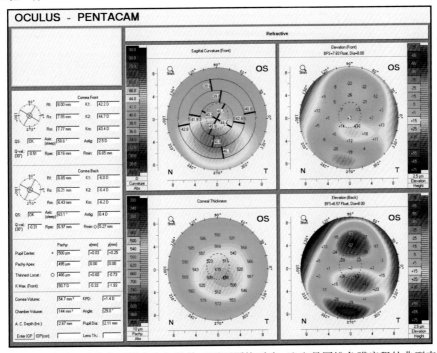

图 7-20　屈光四联图显示前表面屈光力与另外三图不严格对应，这也是圆锥角膜病程的典型表现之一。轴向屈光力图显示的是角膜表面屈光力，呈现的是隆起区域带来的角膜弯曲度的变化；而另外三幅图（角膜厚度图和前、后表面高度图）与发病位置有更好的对应关系（本例中是角膜颞下侧区域）

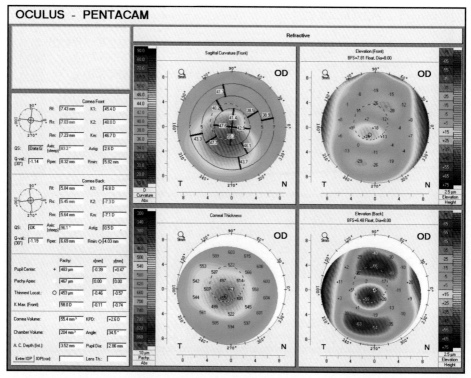

图 7-21 本例中的圆锥位置比典型的圆锥角膜更加靠近角膜中央。角膜最薄处 455μm，对应区域后表面陡峭，最大 K 值 55.30D，综合这些信息可诊断圆锥角膜

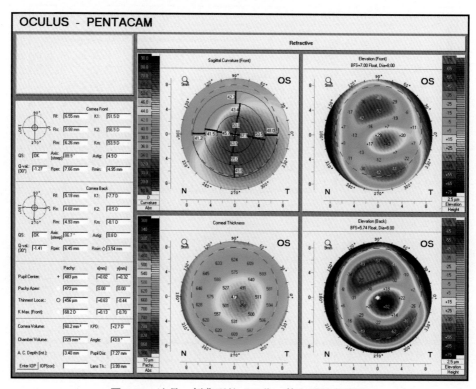

图 7-22 这是一例典型的"三位一体"圆锥角膜眼

伪装综合征

"伪装综合征"是指在角膜地形图上看起来是圆锥角膜而实际上不是的一类情况，由于它们伪装成圆锥角膜而得名。这类情况告诉我们，用各种不同的视角和地形图来观察角膜和判断角膜形状是非常重要的。用屈光四联图来分析，每一例伪装综合征都可以被鉴别，而诊断为假阳性的圆锥角膜。

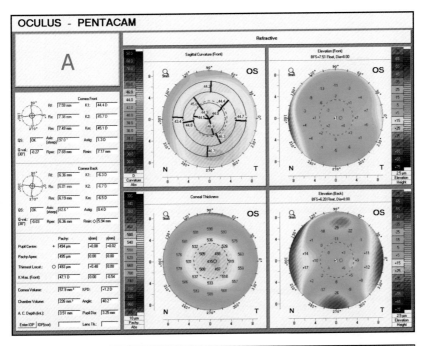

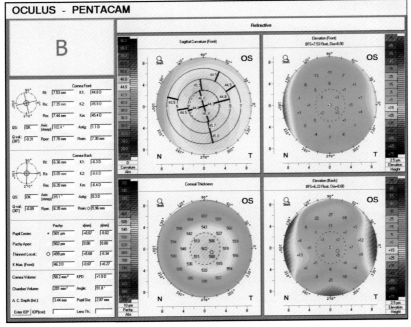

图 7-23 （A）该患者的术前角膜地形图显示上下区域角膜屈光力差＞2.00D。（B）使用不含防腐剂的人工泪液 1 个月后，角膜表现正常

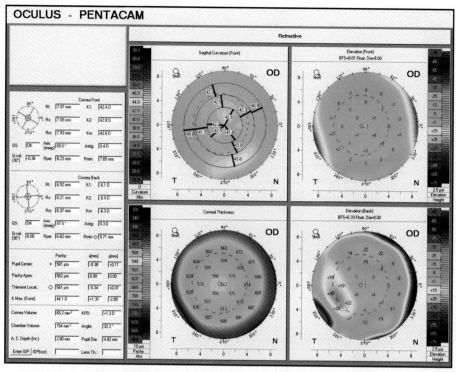

图 7-24　该患者的屈光四联图似乎显示有角膜后表面陡峭。裂隙灯下检查发现，是 Salzmann 结节状角膜变性

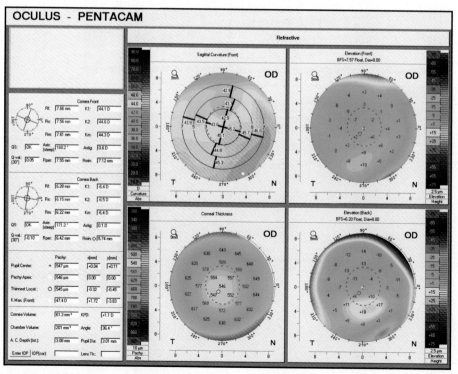

图 7-25　这位患者的检测结果显示角膜后表面隆起，并在轴向屈光力图上有相对陡峭。然而这是一例 LASIK 偏中心切削

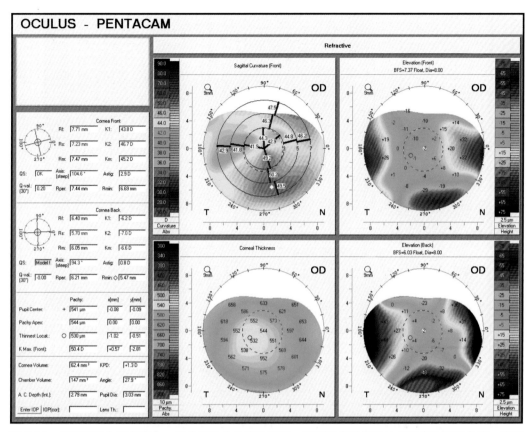

图 7-26　如果不结合临床病史，只分析这个角膜地形图，可能很容易误诊这名患者为圆锥角膜。然而这并不是圆锥角膜眼，而是 Salzmann 结节状角膜变性。Salzmann 结节状角膜变性会在角膜地形图上伪装成圆锥角膜

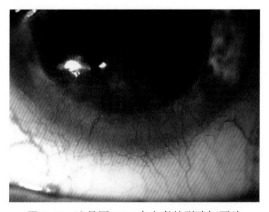

图 7-27　这是图 7-26 中患者的裂隙灯照片

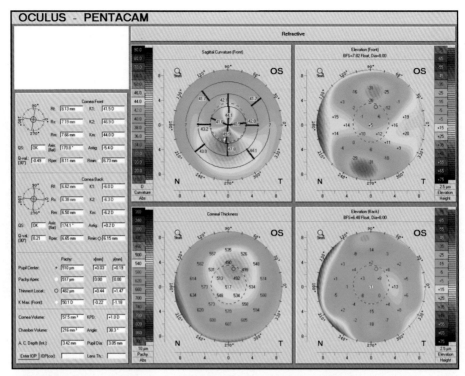

图 7-28　仅看轴向屈光力图可能认为这名患者有圆锥角膜。然而角膜厚度图中角膜最薄点向上方区域移位，这与圆锥角膜的诊断不符。临床检查显示，角膜上方区域变薄是由于 Terrien 边缘角膜变性

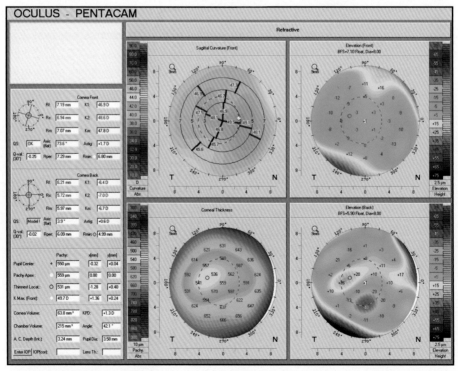

图 7-29　注意该患者角膜后表面的高度，可能倾向圆锥角膜的初步诊断。然而裂隙灯检查后，该患者被诊断为角膜后部多形性营养不良（posterior polymorphous corneal dystrophy，PPCD）

第八章

透明边缘角膜变性

与圆锥角膜相似，由于特发性非炎症的原因，透明边缘角膜变性以角膜下方周边部变薄为显著特征。透明边缘角膜变性以往通常被认为是与圆锥角膜完全不同的疾病，但现在，很多专家认为透明边缘角膜变性与圆锥角膜经历的是相同的过程，只是圆锥角膜发生在角膜的不同区域，因此产生了独特的地形图表现。

尽管通常能发现明显的逆规散光，中央角膜厚度往往正常，中央上皮完整，所以角膜少有瘢痕。角膜地形图依然是诊断金标准。虽然圆锥角膜和透明边缘角膜变性都可能在角膜地形图中表现为蟹爪形，加做的角膜高度图及角膜变薄的位置可以鉴别这两种变性。典型的透明边缘角膜变性在角膜周边部有 1 ～ 2mm 宽的带状或条状变薄，而圆锥角膜患者通常在角膜颞下方有点状或区域样的圆锥形变薄。

透明边缘角膜变性在角膜地形图的另一表现是角膜中央区垂直轴向明显变平。角膜下方周边部可能出现变薄的高屈光力的轮廓。此外，角膜缘与角膜变薄区域之间常常存在一正常透明区域。

轴向屈光力图：角膜前表面

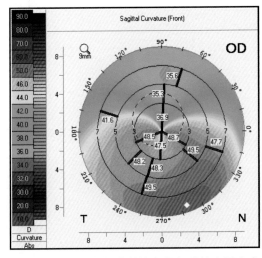

图 8-1　透明边缘角膜变性患者角膜轴向屈光力图，显示下方近角膜缘处存在明显屈光力升高

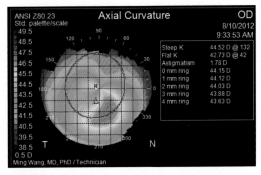

图 8-2　Altas 角膜地形图仪（Carl Zeiss Meditec）角膜前表面屈光力显示不对称蟹爪形及下方角膜陡峭

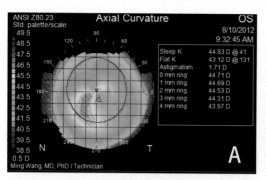

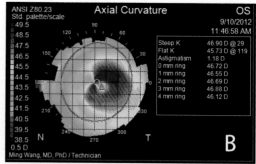

图 8-3 （A）轴向屈光力图：蟹爪形，典型透明边缘角膜变性表现。（B）透明边缘角膜变性的蟹爪形改变可以存在于颞侧，轴向与典型的透明边缘角膜变性成 90° 角

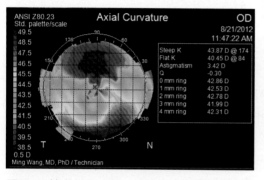

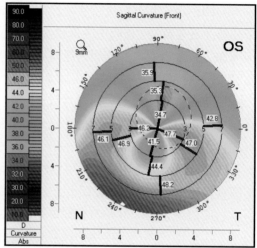

图 8-4 轴向屈光力图：透明边缘角膜变性，典型周边部陡峭

图 8-5 轴向屈光力图：透明边缘角膜变性，典型下方角膜蟹爪样外观

前表面高度图

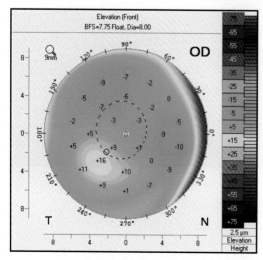

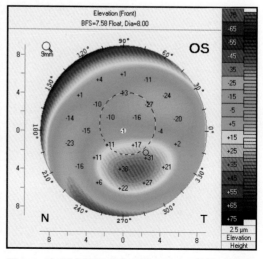

图 8-6 前表面高度图：透明边缘角膜变性患者颞下方高度偏高，伴蟹爪样陡峭，如深绿色区域显示

图 8-7 与下方陡峭升高区域相比，更平坦的地区显示为蓝色。在轴向屈光力图中表现为蓝色蟹爪形

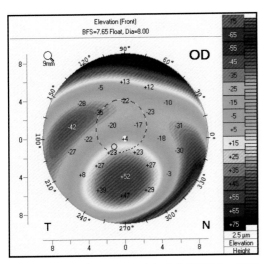

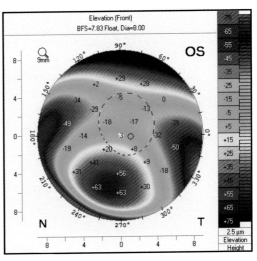

图 8-8 前表面高度图：下方升高的例子，伴邻近区域变平，是透明边缘角膜变性的典型表现

图 8-9 严重透明边缘角膜变性，伴上方相对变平

角膜后表面高度图

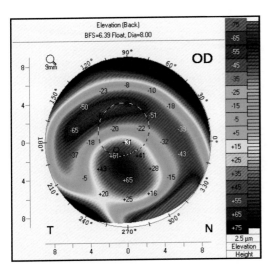

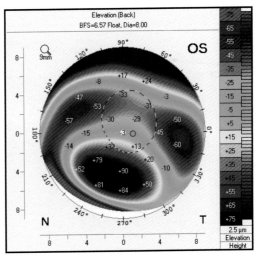

图 8-10 与所有的角膜扩张性疾病相似，角膜前表面地形图出现异常之前，后表面高度图已经有异常表现。角膜后表面高度图显示角膜后表面下方严重升高，伴上方角膜相对变平

图 8-11 严重透明边缘角膜变性

角膜厚度图

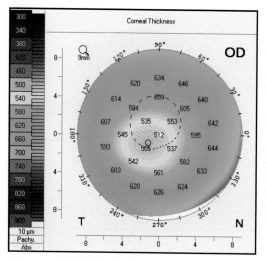
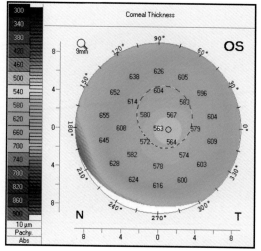

图 8-12 尽管细微，角膜厚度图显示角膜最薄处向下方移位

图 8-13 注意基质变薄的椭圆形不对称区域位于角膜颞下方

屈光四联图

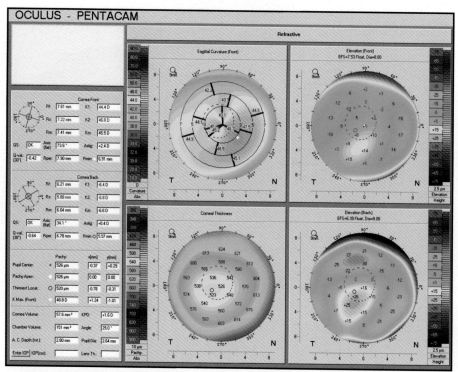

图 8-14 同任何角膜地形研究一样，综合阅读四张地形图比看其中某一张更利于准确诊断。这张轴向屈光力图显示蟹爪样表现。鼻下方变薄位置在前、后表面高度图互相对应，在同样区域表现出不规则。作者称这种发现为"三位一体"

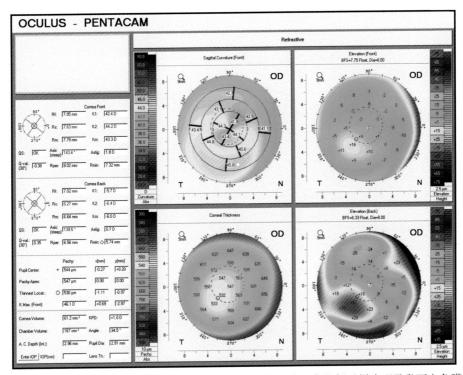

图 8-15 这一套屈光四联图较好地反映了透明边缘角膜变性，有经典的蟹爪样表现及鼻下方角膜变薄。透明边缘角膜变性隆起区域通常较圆锥角膜的锥形区域更长

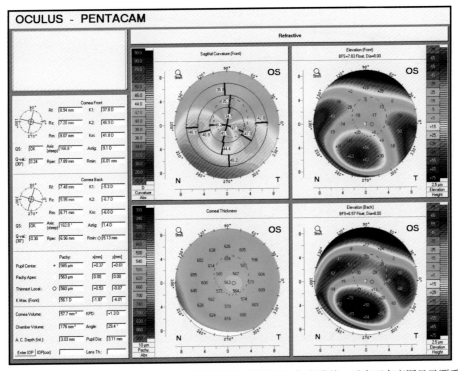

图 8-16 该眼为透明边缘角膜变性，虽然角膜厚度较正常更厚，但角膜前、后表面高度图显示严重异常

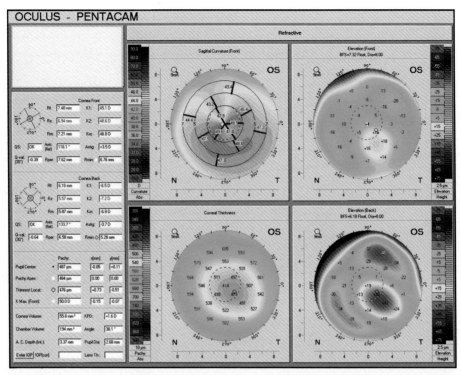

图 8-17　透明边缘角膜变性显示前、后表面高度异常，产生透明边缘角膜变性典型的前表面屈光力改变

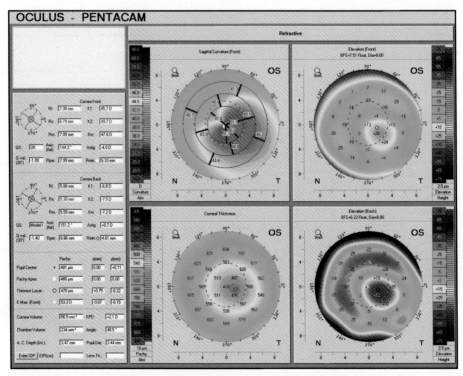

图 8-18　这一套屈光四联图显示透明边缘角膜变性，伴轴向屈光力图蟹爪形陡峭。此外，角膜前、后表面高度图显示了同一角膜变薄区域角膜受影响的情况。根据透明边缘角膜变性的定义，这些改变应当互相对应

第九章

屈光手术术后改变

放射状角膜切削术后

放射状角膜切削术（RK）术后眼在角膜地形图与断层扫描中有各种不同的表现。RK 本身是一种不规则的操作，意味着术后的角膜曲率相较准分子激光手术而言更加不可预测。然而，RK 术后眼通常中央角膜平坦，与周围角膜相比明显更平。RK 切口通常有明显的角膜基质瘢痕及不透明，可导致影像检查仪器对于角膜形状与表面高度的误判。RK 切口在角膜前表面可能隆起，导致角膜地形图局灶性升高。本章节将会讨论数例 RK 术后眼改变的细节。

轴向屈光力图：前表面

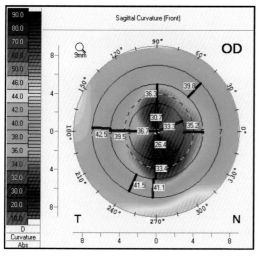

图 9-1　RK 术后患者轴向屈光力图。这张角膜地形图显示平坦的子午线（蓝色）角膜屈光力（K）读数为 26.40D，陡峭的子午线为 42.50D。RK 术后眼与准分子激光术后眼经常被区别开来，因为 RK 术后角膜高度不规则，且严重变平，而准分子激光很少使角膜变平到这种程度

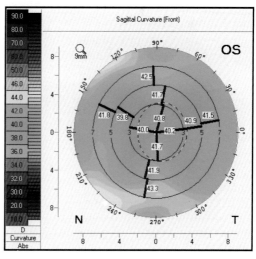

图 9-2　轴向屈光力图显示 RK 低度近视术后患者出现不规则散光，而子午线不呈 180° 分离

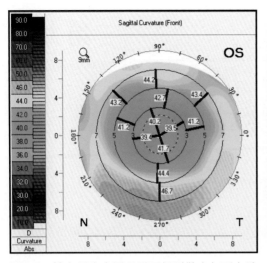

图 9-3 轴向屈光力图显示不规则散光与下方陡峭（橙色）。角膜中央有一个相对较小的 5mm 光学区

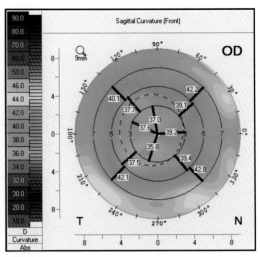

图 9-4 RK 术后患者轴向屈光力图，K 值为 35.80D，更平坦。与 RK 切口对应，可见明显的蝴蝶形

前表面高度图

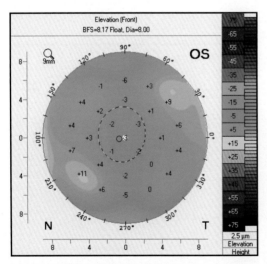

图9-5 该图显示角膜中央与角膜周边区域相比，高度有细微变平

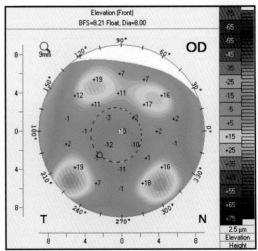

图9-6 前表面高度图显示局灶样升高，与 RK 切口对应。角膜中央变平区域面积较小，是典型的 RK 光学区

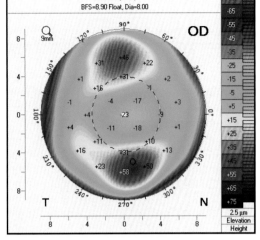

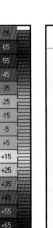

图 9-7　RK 术后患者前表面高度图显示 4 个不同区域升高（红色）与治疗相关，伴相对变平。明显升高区域提示 RK 切口的角膜瘢痕或不透明形成的伪影

图 9-8　前表面高度图显示角膜上方及下方（红色）明显升高。与散光角膜切开术切口在 90° 与 270° 的子午线一致

角膜后表面高度图

作为一般规律，角膜后表面高度图在角膜屈光手术术后无明显变化，因为屈光手术在角膜前表面施加影响。然而，RK 是这条规律的例外，因为它通过使角膜前后表面变平发挥作用。

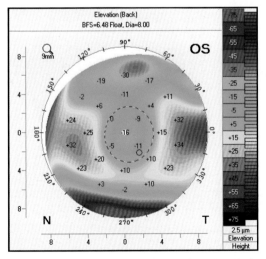

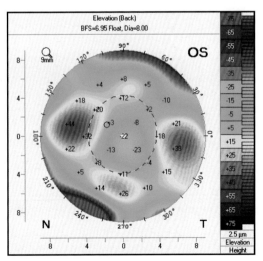

图 9-9　角膜后表面周边部高度异常及中央部变平与 RK 一致

图 9-10　RK 术后患者角膜后表面高度图显示与切口位置相关的区域明显升高

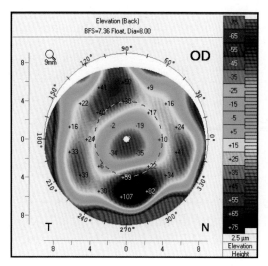

图 9-11 该眼有 16 条 RK 切口，目前在角膜旁中央区有明显的环状升高

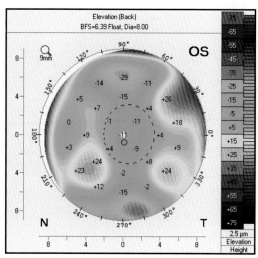

图 9-12 局灶状角膜后表面升高与 RK 术后眼一致

角膜厚度图

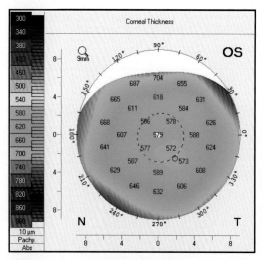

图 9-13 RK 术后患者角膜厚度图显示不规则轮廓。然而，注意中央角膜厚度正常。因为 RK 不切除组织，所以中央角膜厚度保持正常

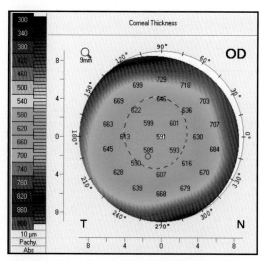

图 9-14 注意正常的中央角膜厚度

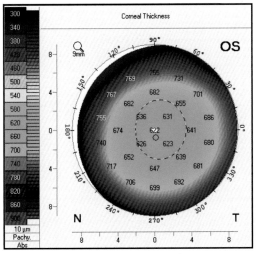

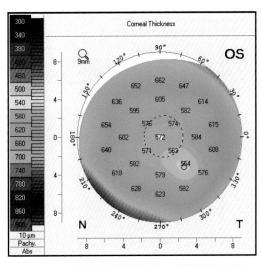

图 9-15 角膜厚度图显示从中央到周边的自然的厚度增加。无法通过这张厚度图来判断该眼是否做过屈光手术

图 9-16 RK 术后角膜厚度图，角膜厚度正常，但角膜最薄点向颞下方移位

屈光四联图

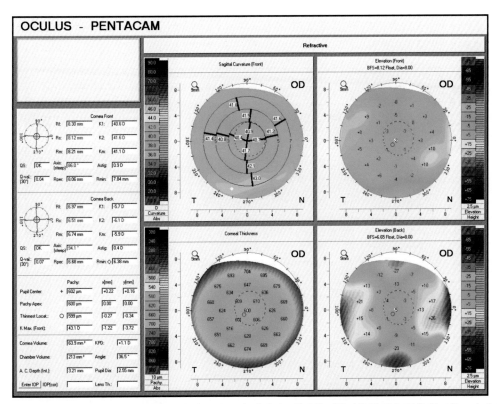

图 9-17 角膜轴向屈光力图与前表面高度图显示角膜中央不规则，同时角膜后表面高度正常，中央角膜厚度正常，为 RK 的典型表现。该眼有 4 条小切口，因此角膜地形改变较轻

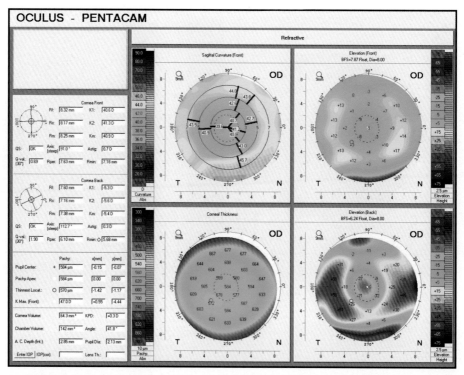

图 9-18　角膜轴向屈光力图显示中央变平，通过角膜后表面高度图和角膜厚度图，可与 LASIK 或 PRK 鉴别。角膜后表面高度严重异常与 RK 符合，这不会出现在准分子激光术后眼中。角膜中央厚度正常也是 RK 术后眼独有的

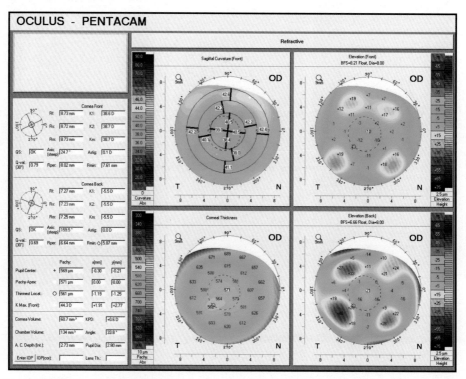

图 9-19　由于角膜前、后表面有局灶性升高，RK 术后轴向屈光力图与前表面高度图显示角膜中央变平

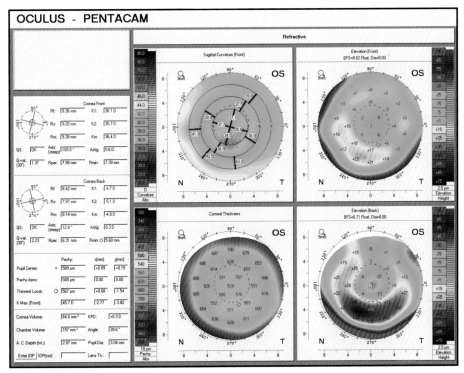

图 9-20　通过 RK 术后角膜轴向屈光力图的局灶升高，可以与 LASIK 术后的角膜膨隆引起的角膜后表面高度增加相鉴别。如果是 LASIK 术后的角膜膨隆，角膜厚度图中最薄处应明显少于 569μm

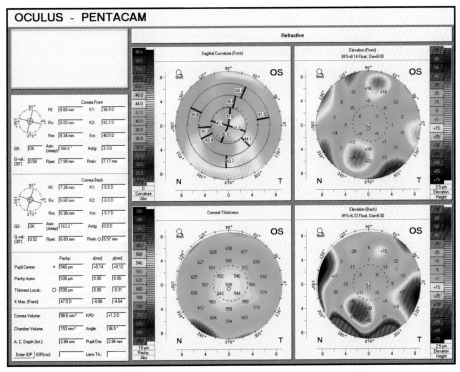

图 9-21　局灶的前、后表面角膜高度升高与 RK 手术相符。轴向屈光力图的不规则曲线也较典型

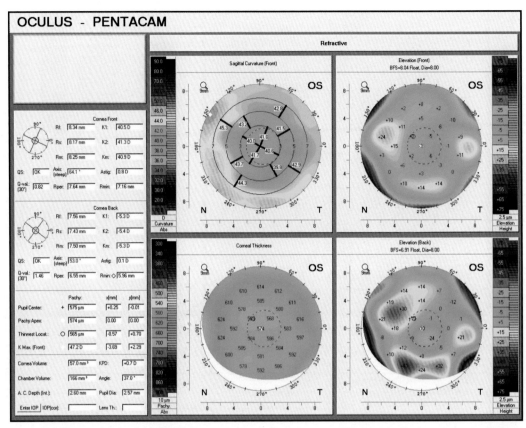

图 9-22　局灶的角膜前、后表面高度升高，伴角膜中央变平，角膜中央厚度不变，是 RK 术后的典型表现

准分子激光屈光性角膜切削术术后

有准分子激光手术史的眼睛，无论准分子激光屈光性角膜切削术（PRK）还是准分子激光原位角膜磨镶术（LASIK），都有相似的表现。有近视手术史的眼睛，角膜中央部较周边区域会更为平坦。这使得轴向屈光力图上的模拟 K 值更低。对于曾行远视治疗的眼睛来说，反之 K 值更高，因为周边部的组织被移除，以使中央部变得相对陡峭。前表面高度图对于曾行准分子激光手术的眼睛格外重要，因为准分子激光治疗切削的是角膜前表面的组织。

轴向屈光力图：前表面

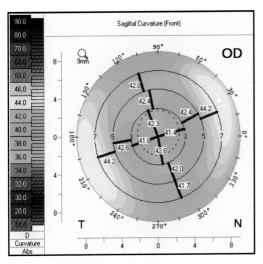

图 9-23　角膜前表面屈光力图显示对称性变平，近视加散光患者 PRK 术后常常可见

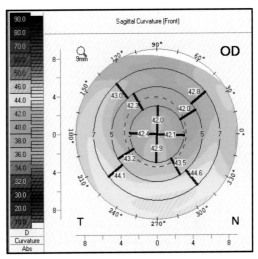

图 9-24　轴向屈光力图下方的陡峭经过角膜偏中心近视切削得到加强。陡峭区域可能会与角膜扩张混淆，但是这是正常表现，表示的是平坦的角膜中央切削处的台阶

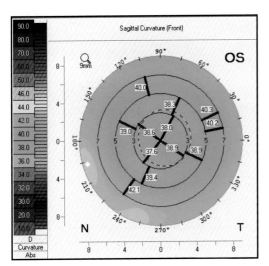

图 9-25　PRK 术后患者前表面屈光力图显示角膜中央变平，是近视治疗后的典型表现

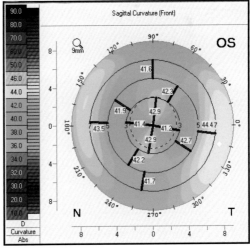

图 9-26　前表面屈光力图显示近视散光患者 PRK 术后的正常表现

前表面高度图

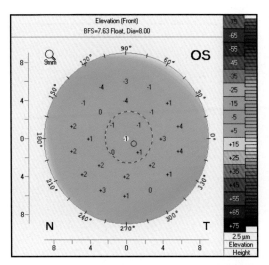

图 9-27　前表面高度图显示 PRK 术后正常表现。轻微的切削使得该眼与未做手术的眼睛难以区分

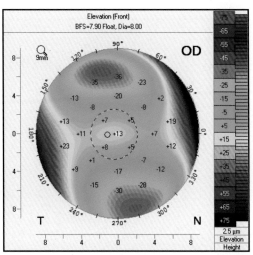

图 9-28　PRK 术后眼的前表面高度图显示：该眼曾行顺规散光治疗。注意中央 6mm 的光学区是一个相对的球面

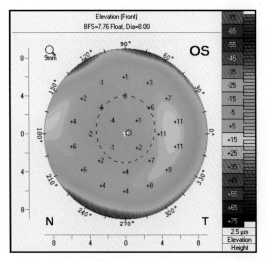

图 9-29　前表面高度图显示 PRK 术后轻微的近视偏心切削

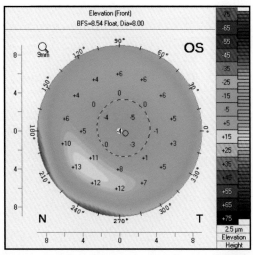

图 9-30　前表面高度图显示 PRK 术后在角膜中央 6mm 的治疗区均匀变平，如图中深绿色区域。角膜颞下方相对陡峭（黄色区域）是正常的

角膜后表面高度图

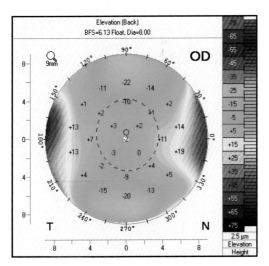

图 9-31 PRK 术后患者的角膜后表面高度图应表现正常，如图所示。准分子激光消融的是角膜前表面的组织，不会对角膜后表面带来影响

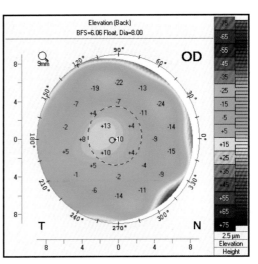

图 9-32 角膜后表面高度图显示 PRK 术后患者角膜旁中央区变平，这与远视 PRK 手术周边部角膜被消融、产生相对陡峭的中央区域（黄色）相符

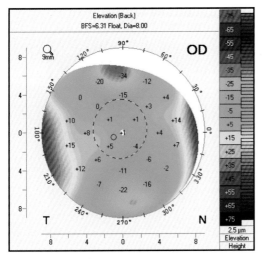

图 9-33 角膜后表面高度图与明显的角膜顺规散光符合

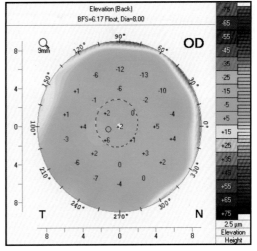

图 9-34 角膜后表面高度图正常，显示准分子激光术后角膜后表面保持不变

角膜厚度图

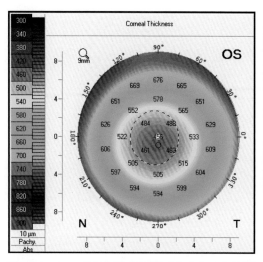

图 9-35 PRK 手术通常使角膜对称分布。角膜厚度图显示角膜中央变薄（红色），周边部呈对称性厚度增加，表示现代激光切削模式中的过渡区域

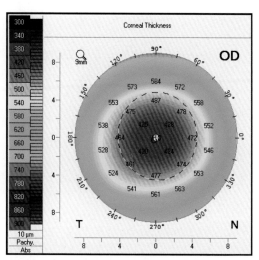

图 9-36 角膜厚度图显示处较大的角膜中央变薄区域（红色），与更大的 PRK 光学区域有关，周边部（黄色）为过渡区域

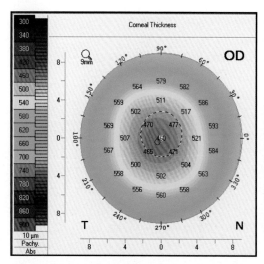

图 9-37 PRK 术后角膜厚度图显示正常而对称的厚度，切削区域居中良好

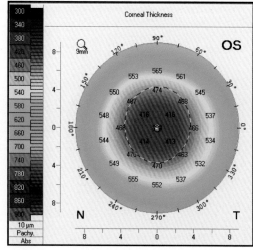

图 9-38 PRK 患者角膜厚度图：治疗近视后的正常表现

屈光四联图

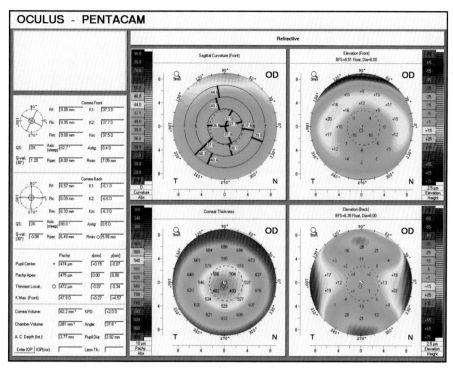

图 9-39　典型的近视眼准分子激光术后的表现，轴向屈光力图与前表面高度图上显示角膜中央变平，后表面高度正常，角膜厚度图显示角膜中央区域的对称性变薄

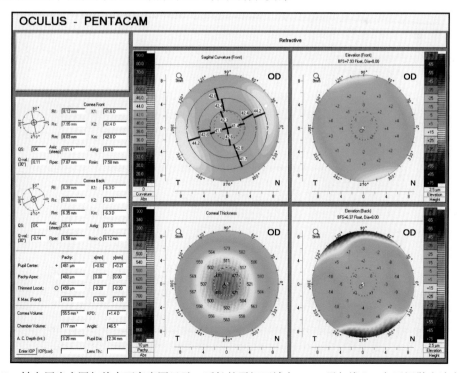

图 9-40　轴向屈光力图与前表面高度图显示，延长的平坦区域在 115° 子午线上，与近视散光治疗符合

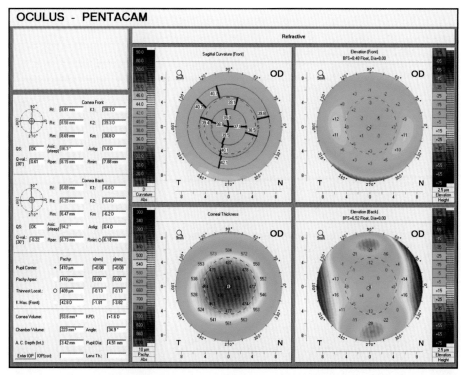

图 9-41　注意：即使近视治疗区域较大、角膜明显变薄，角膜后表面高度图都不会改变

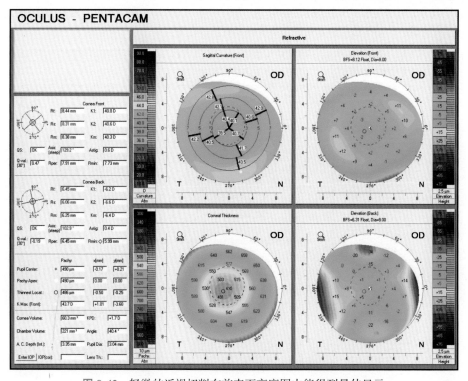

图 9-42　轻微的近视切削在前表面高度图中能得到最佳显示

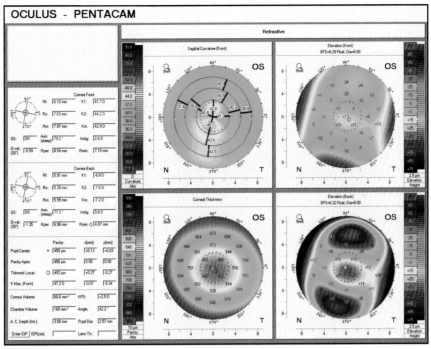

图 9-43　在近视准分子激光治疗后，轴向屈光力图出现如此明显的散光是不常见的。该眼术前在角膜后表面即有较大散光。准分子激光通过在角膜前表面施加相反的矫正，中和了角膜后表面的柱镜，所以角膜前表面有异常的轴向散光。注意：轴向屈光力图的散光局限在中央的 6mm 区域内，提示这是激光切削而不是自然发生的

多次角膜屈光手术后表现

本节涉及多次屈光手术的患者。主要观点是，眼睛经历手术切削越多，出现不规则的机会越高。

轴向屈光力图：角膜前表面

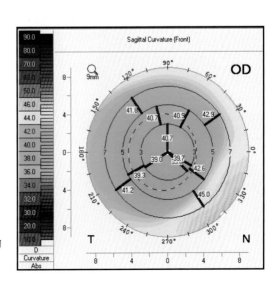

图 9-44　角膜前表面屈光力图显示 PRK 术后，加上数年后的增效手术。中央的视轴显示正常的变平。注意：角膜中央有一些不规则

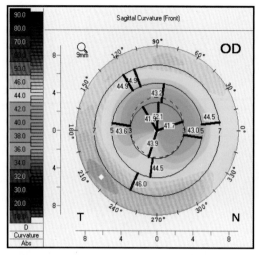

图 9-45 患者在几年中做了 2 次 PRK 手术。注意：光学区域较小，小于 5mm

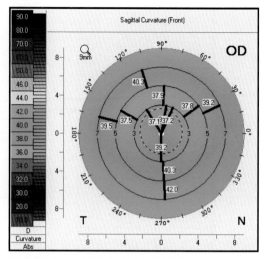

图 9-46 轴向屈光力图显示角膜变平，是近视屈光术后患者典型表现。该患者进行了 2 次 PRK 治疗。中央可见不规则散光

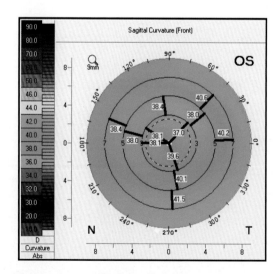

图 9-47 多次准分子激光治疗导致的不规则散光一例

前表面高度图

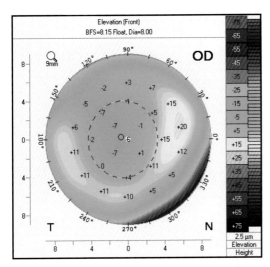

图 9-48 该图显示的是偏中心切削。可能正是由于切削偏离中心，所以需要行增效手术。也可能是增效手术形成了偏中心

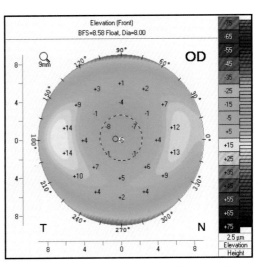

图 9-49 该患者经历了 2 次 PRK 手术，致使角膜中央变平，旁中央区相对升高。由于升高不对称地分布在鼻侧及颞侧两边，显然，其中一个 PRK 手术是纠正散光的。角膜中央变平提示，其中一个手术是纯球面的【译者注：也可能是近视联合散光的手术表现】

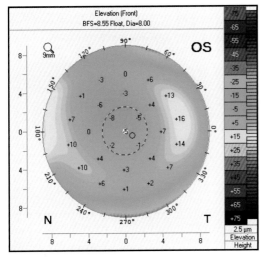

图 9-50 PRK 术后前表面高度图显示，角膜中央正常变平，模式符合近视散光

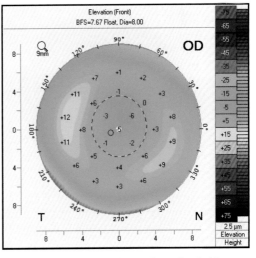

图 9-51 散光治疗后，加上球面切削

角膜后表面高度图

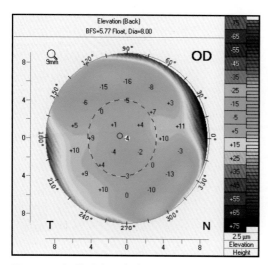

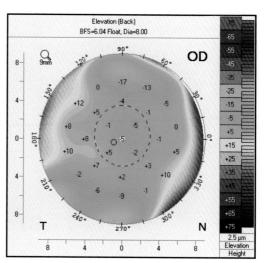

图 9-52　角膜后表面高度图显示 2 次 PRK 术后的正常高度

图 9-53　角膜后表面高度图显示多次 PRK 手术后，角膜高度分布正常

角膜厚度图

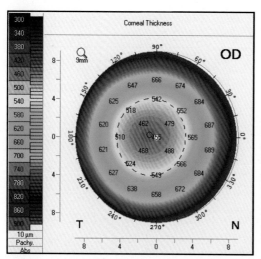

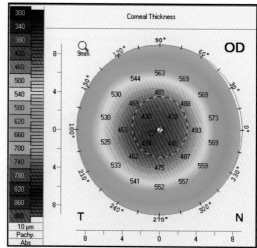

图 9-54　角膜厚度图显示从旁中央区更厚角膜到中央变薄区域（红色）角膜厚度的明显下降。该患者接受了 2 次 PRK 手术治疗近视，2 次都切削了中央角膜组织

图 9-55　角膜中央变薄区域（红色）覆盖 6～7mm 的区域，与 PRK 更大的治疗区域相关

屈光四联图

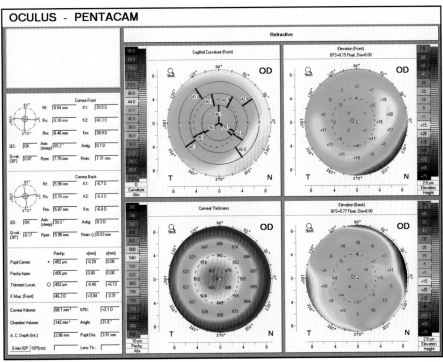

图 9-56　在轴向屈光力图上有明显的中央不规则，前表面高度图中也显示偏心切削，为确定角膜地形图上的表现是由多次还是单次手术产生的，需要采集相关临床资料

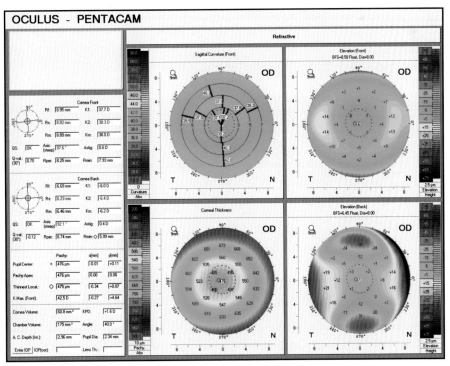

图 9-57　注意：虽然多次手术，角膜后表面高度图仍正常

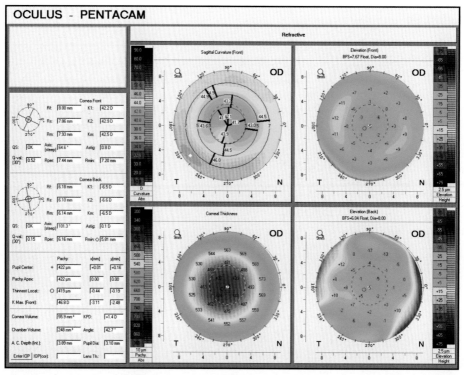

图 9-58 在轴向屈光力图和前表面高度图上可见明显的小光区治疗，但在角膜厚度图上并不明显

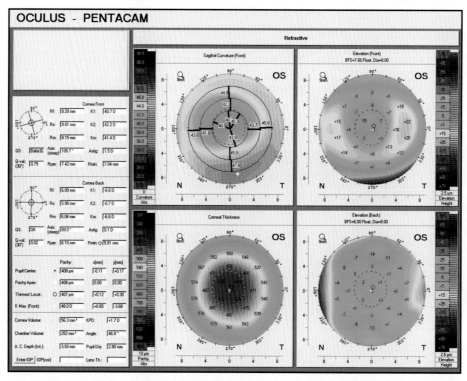

图 9-59 注意：虽然经历多次准分子激光手术，角膜后表面高度图仍正常

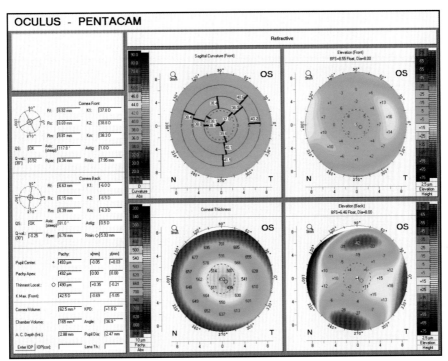

图 9-60 注意：轴向屈光力图显示中央不规则，同时前表面屈光力图角膜中央变平，后表面高度图正常

准分子激光原位角膜磨镶术（LASIK）术后

LASIK 术后的角膜地形图与 PRK 术后的无法区分。

轴向屈光力图：前表面

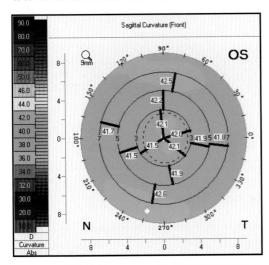

图 9-61 尽管曾行 LASIK，前表面屈光力图显示角膜屈光力正常

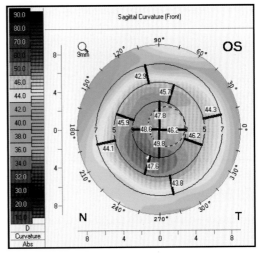

图 9-62 远视治疗的目标是通过切削旁中央区角膜组织，使中央角膜变得更陡峭。这张角膜屈光力图是典型的远视 LASIK 治疗后表现，虽然与理想预期相比，该图中央更加不规则

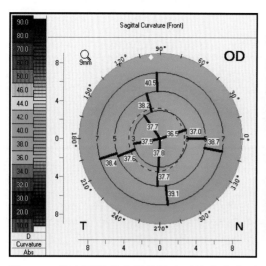

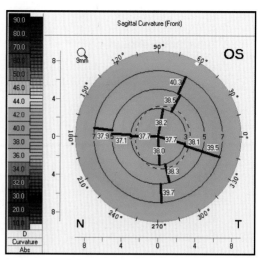

图 9-63 前表面屈光力图显示由于治疗高度近视，LASIK 术后角膜中央显著变平

图 9-64 轴向屈光力图显示整个表面对称性变平。该患者接受过 LASIK 以治疗高度近视

前表面高度图

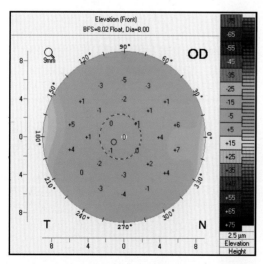

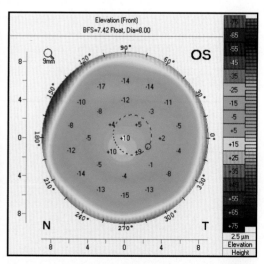

图 9-65 90°子午线中央区域轻微变平，与近视散光的治疗相符

图 9-66 LASIK 治疗远视后患者的前表面高度图。在角膜旁中央区切除部分组织，导致角膜中央区域高度增加。角膜高度的差异可使中央相对陡峭，从而增加屈光力

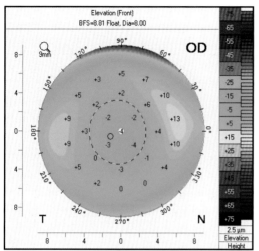

图 9-67　LASIK 治疗高度近视，前表面高度图显示中央变平

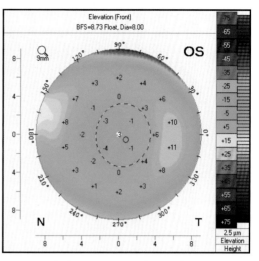

图 9-68　高度近视 LASIK 术后，角膜中央相对于周边变平

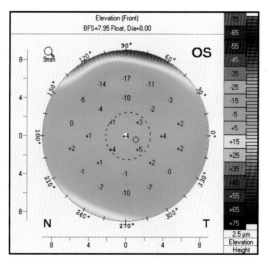

图 9-69　逆规散光角膜在 180° 子午线周边部相对变平。这类散光治疗时，准分子激光沿着 90° 子午线切削，于是出现了我们看到的表现。注意：角膜沿 180° 子午线变平，90° 子午线上方与下方的部分区域角膜高度降低，接受角度的激光照射

角膜后表面高度图

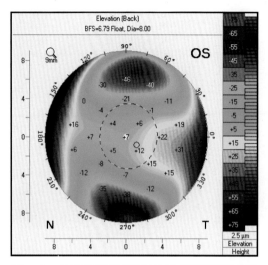

图 9-70　角膜后表面高度图显示高度顺规散光眼典型表现

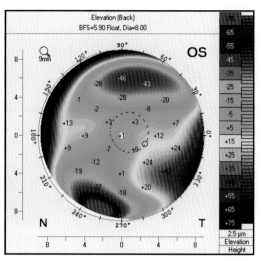

图 9-71　远视 LASIK 术后，患者同样有高度顺规散光。然而，无法通过一张角膜后表面高度图来确诊

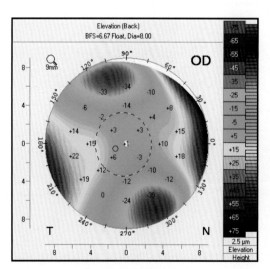

图 9-72　该患者有轻度的斜轴散光，曾行 LASIK 术，但是该图没有明显手术痕迹

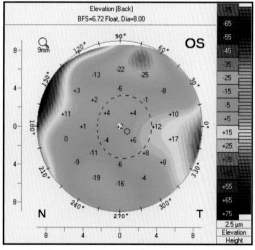

图 9-73　该患者在 LASIK 术前为高度近视，角膜后表面高度图未显示手术痕迹

角膜厚度图

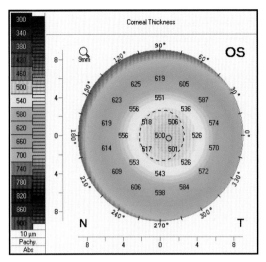

图 9-74　角膜厚度图显示典型的角膜术后厚度，以及从中央到周边的厚度变化

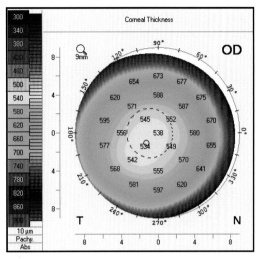

图 9-75　该眼角膜中央较薄，中央区向周边区自然过渡增厚，厚度梯度变化正常，无手术史，我们也未见 LASIK 术后典型角膜中央区变薄（较正常角膜中央更薄）

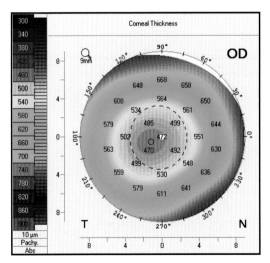

图 9-76　近视 LASIK 术后患者角膜厚度为 470μm，周边部为 650μm。如果该眼没有屈光手术史，如此大的差异本应符合圆锥角膜表现。该眼为激光屈光手术后而不是圆锥角膜的另一个线索是，角膜变薄形态对称且位于中央。诸如圆锥角膜的病理状态下，角膜最薄处往往移位到下方

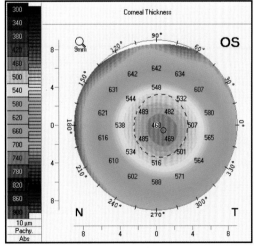

图 9-77　角膜厚度图显示高度近视 LASIK 术后，角膜最薄处为 468μm。对于高度近视来说，这是一张正常的术后角膜厚度图

术前与术后的屈光四联图

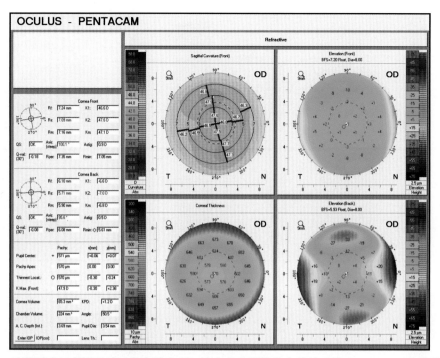

图 9-78　这张屈光四联图显示正常角膜表现。该患者的眼镜处方等效球镜为 −6.00D。角膜最陡峭 *K* 值为 47.90D，最薄处为 570μm，该患者符合 LASIK 手术的适应证

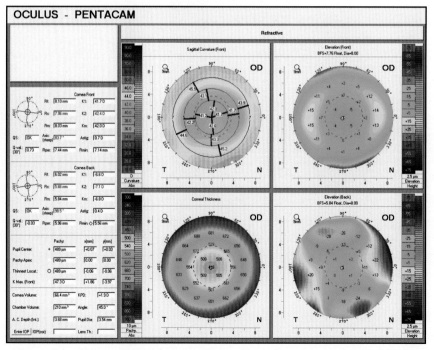

图 9-79　是图 9-78 中的患者 LASIK 术后角膜地形图。所有 4 张图符合屈光手术正常术后改变。注意切削处位于正中，且角膜后表面高度图没有改变

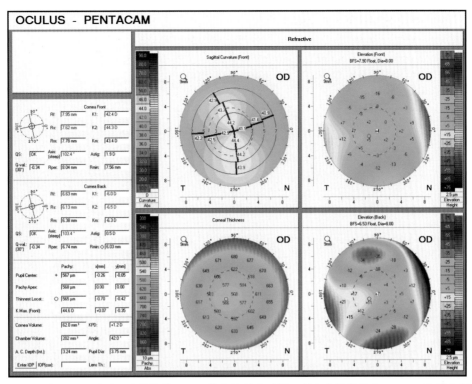

图 9-80　该屈光四联图显示的是约 2.00D 散光的低度近视。所有参数均符合 LASIK 手术适应证

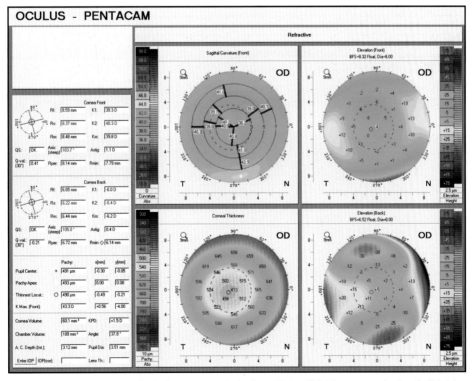

图 9-81　是图 9-80 中患者接受 LASIK 后的角膜地形图。数据在 LASIK 术后正常范围内

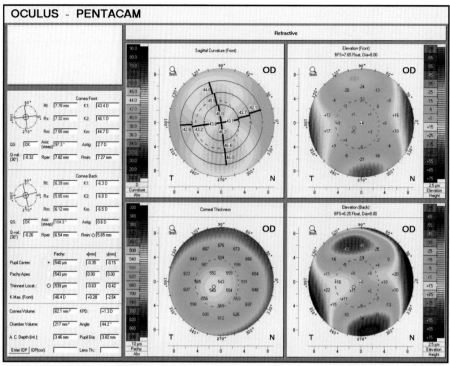

图 9-82　该屈光四联图显示的是约 3.50D 散光的近视，如轴向屈光力图所示。高度散光在角膜前、后表面高度图中有镜像对应

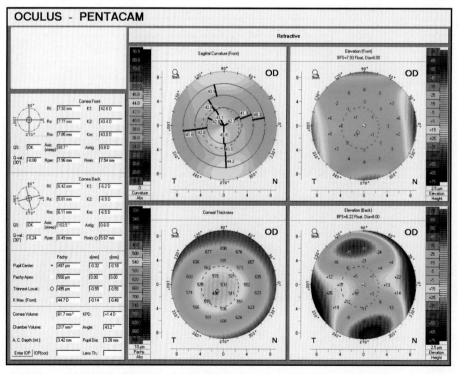

图 9-83　是图 9-82 中患者接受 LASIK 后的角膜地形图。轴向屈光力图中散光大大减少，但并未完全被中和

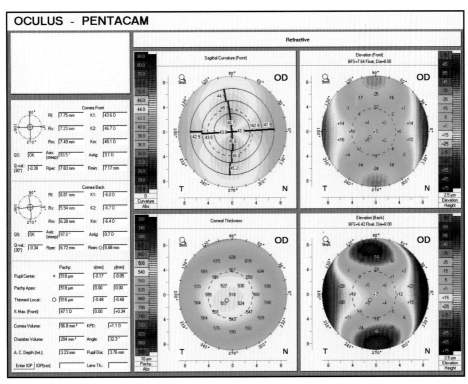

图 9-84　伴高度散光的近视患者角膜地形图（术前）

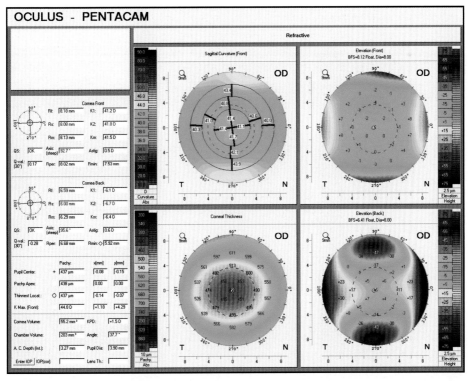

图 9-85　伴高度散光的近视患者术后角膜地形图。注意：呈球面的前表面高度图及未改变的角膜后表面高度图

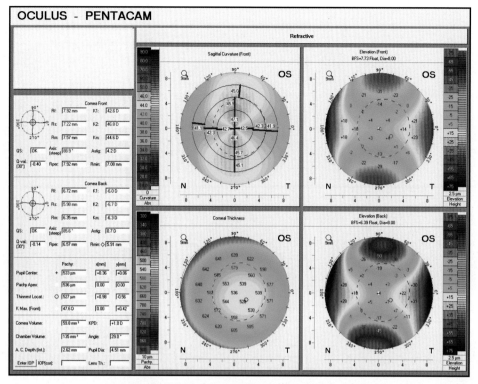

图 9-86　伴高度散光的近视患者角膜地形图（术前）

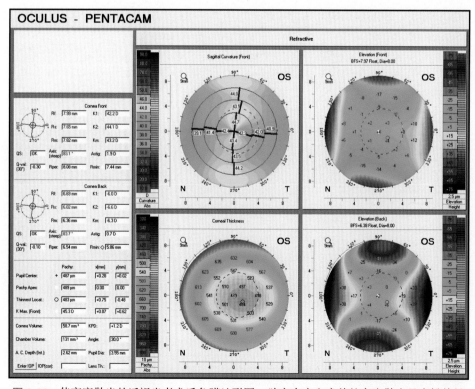

图 9-87　伴高度散光的近视患者术后角膜地形图。欲完全中和术前的高度散光具有挑战性

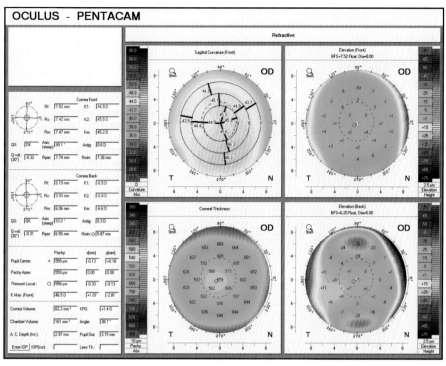

图 9-88　高度近视患者术前角膜地形图。虽然轴向屈光力图显示下方陡峭，但角膜高度图与厚度图正常。因此，不会诊断为亚临床型圆锥角膜。随后行 LASIK

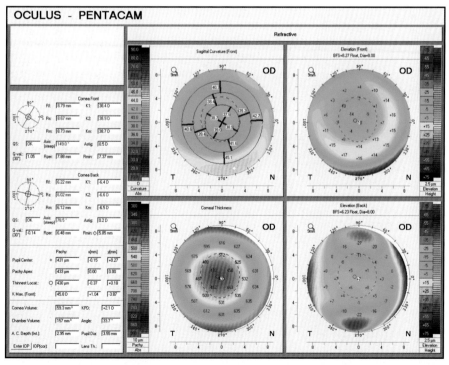

图 9-89　高度近视患者术后角膜地形图。如前表面高度图清楚展示的，切削在上方轻微偏中心处。所幸，切削光学区范围较大，依然足以覆盖瞳孔

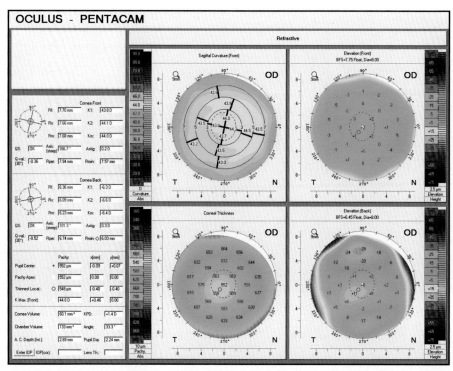

图 9-90　远视眼角膜地形图（术前）。虽然轴向屈光力图上鼻侧陡峭，但在角膜高度图上没有对应的异常

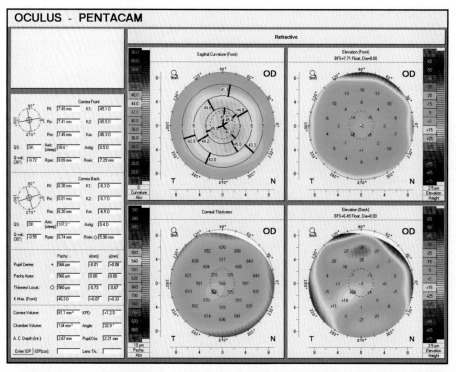

图 9-91　远视眼术后 4 个月角膜地形图。周边组织切削的形状在轴向屈光力图和角膜厚度图上轮廓分明。这种角膜形状的改变能够增加中央角膜的屈光力，如轴向屈光力图所示

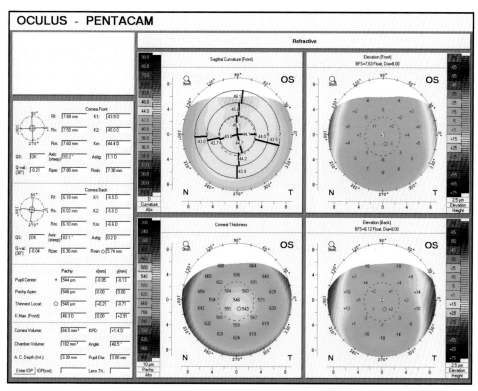

图 9-92 伴散光的高度近视角膜地形图（术前）

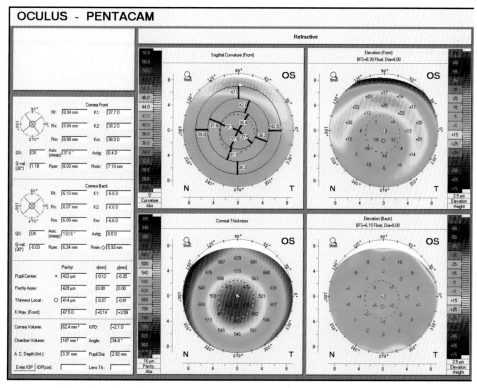

图 9-93 高度近视眼术后角膜地形图。切削形状为下方偏中心，使得上方角膜高度相对上升

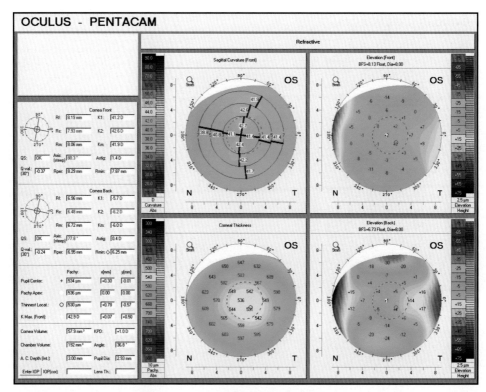

图 9-94　高度近视眼角膜地形图（术前）

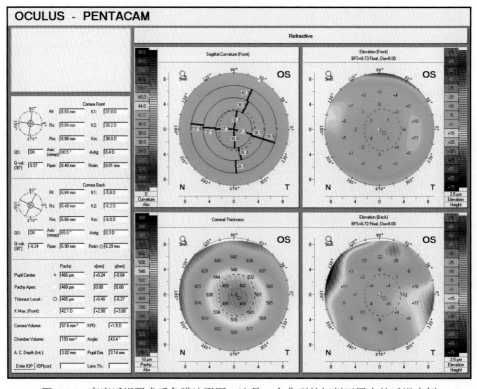

图 9-95　高度近视眼术后角膜地形图。这是一个典型的切削区居中的近视病例

角膜移植术后

角膜移植术后眼在角膜地形图上有不可预测、十分多变的表现。事实上，角膜地形图仪可能由于角膜形状明显不同于其他任何正常形态，而出现解读错误。本节描述几例角膜移植术后眼，用以说明地形图表现的多样性。

轴向屈光力图：角膜前表面

穿透性角膜移植术（PKP）后眼在轴向屈光力图上有典型的高 K 值和严重的陡峭。

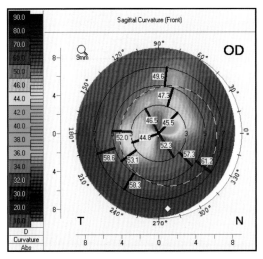

图 9-96　该患者角膜移植术后前表面屈光力图显示，K 值高达 61.2D

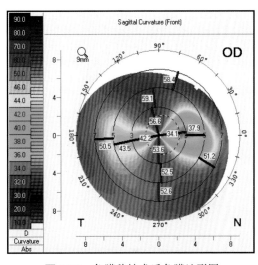

图 9-97　角膜移植术后角膜地形图

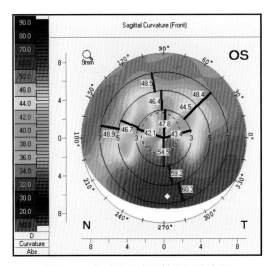

图 9-98　角膜移植术后轴向屈光力图

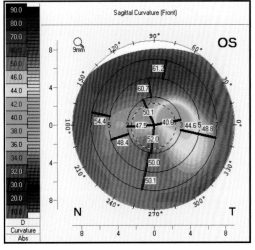

图 9-99　轴向屈光力图显示角膜前表面屈光力最高处为 61.20D

前表面高度图

相对于参考球面，地形图描述角膜移植术后的角膜表面，图像可能十分不规则，几乎任何形状都是可能的。

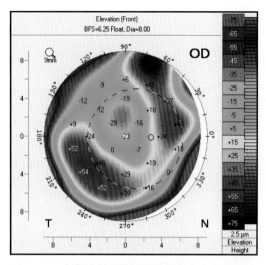

图9-100 在角膜周边部的移植物与宿主交界区，经常可见角膜前表面高度上升。这部分是因为该区域实际升高，部分是因为周边部的瘢痕组织带来伪影

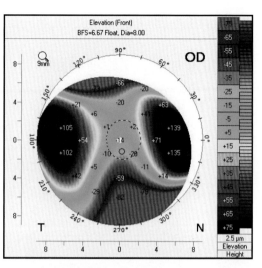

图9-101 这幅前表面高度图中，鼻侧与颞侧有明显的周边部高度升高

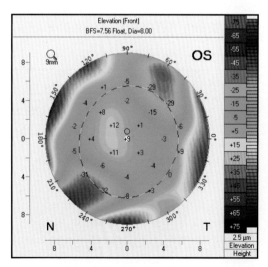

图9-102 相对正常的角膜移植术后患者前表面高度图

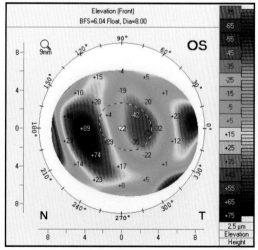

图9-103 180°轴向上，角膜前表面高度显著的不对称

角膜后表面高度图

穿透性角膜移植术后角膜后表面高度图甚至比前表面高度图更加不规则。部分是因为角膜植片水肿增厚，难以准确测量角膜后表面。

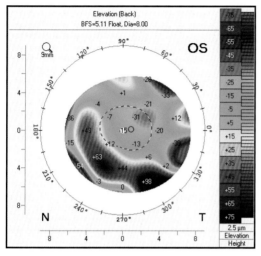

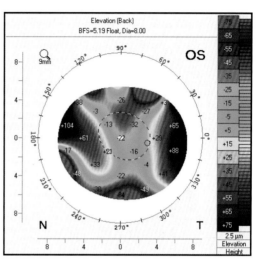

图 9-104 虽然角膜后表面不规则，但是后表面高度偏高可能是因为多数穿透性角膜移植术后眼患有圆锥角膜，所以后表面较陡峭

图 9-105 角膜后表面高度图显示角膜周边部升高，大多由于角膜表面不规则，难以透过植片测量

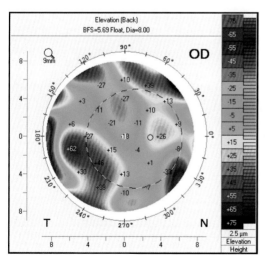

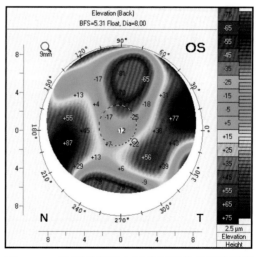

图 9-106 角膜移植术后角膜后表面不规则，与Pentacam（OCULUS Optikgeräte GmbH）扫描结果预期相符

图 9-107 这张角膜后表面高度图高度不规则很可能是角膜植片的不规则导致的

角膜厚度图

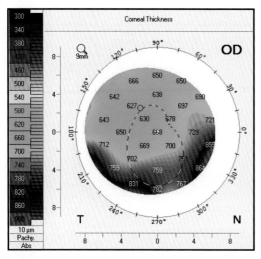

图 9-108 这个严重水肿的植片可能显示角膜移植失败

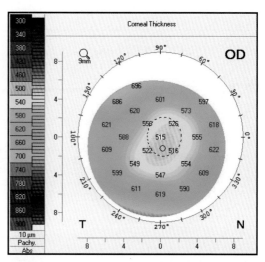

图 9-109 在角膜厚度分布中可见轻度的不规则，但总体上表现正常，无法看出有角膜移植史

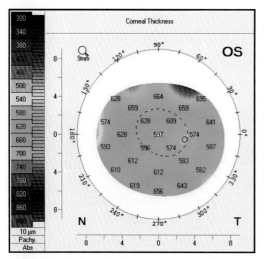

图 9-110 这种不规则的厚度与早期移植失败或伪影相符

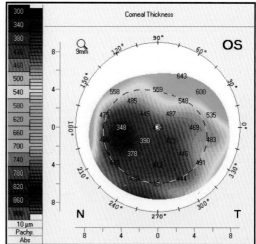

图 9-111 角膜移植术后复发性圆锥角膜

屈光四联图

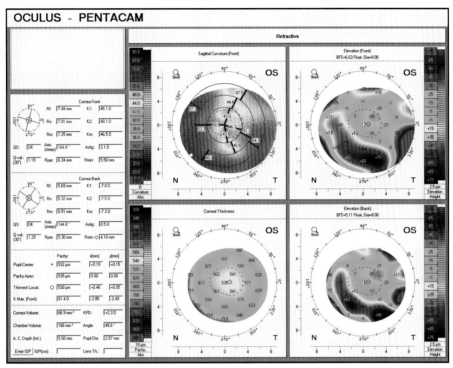

图 9-112 穿透性角膜移植术后出现任何形状的地形图几乎都有可能。注意：严重的陡峭与不规则

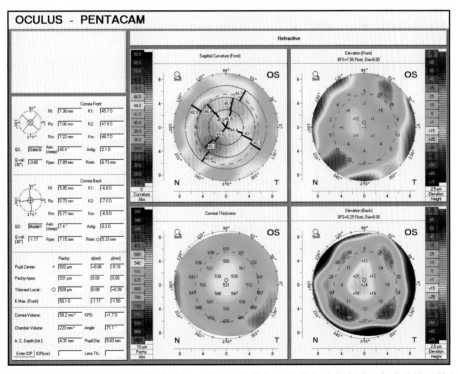

图 9-113 对位且对称良好的角膜移植。该眼可能曾行屈光激光手术来矫正角膜移植后散光

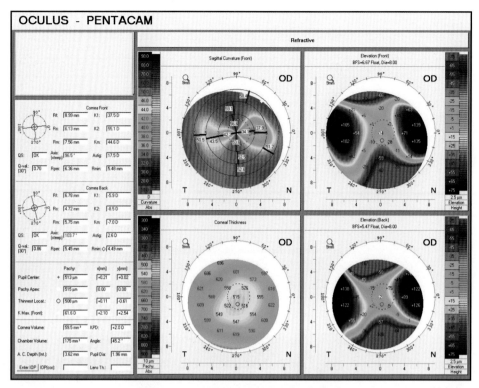

图 9-114　注意该眼有接近 20.00D 的散光

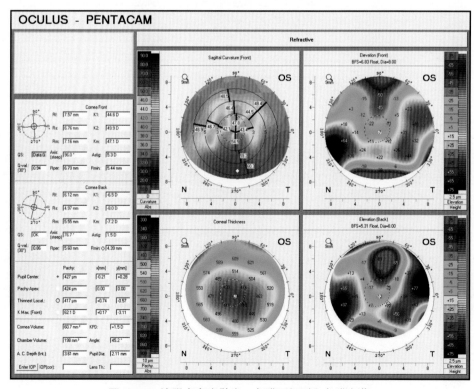

图 9-115　该眼有高度散光、角膜不规则和角膜变薄

角膜内基质环植入术术后

　　患眼有角膜内基质环植入术史，比如 Intacs，在基质环植入区域有特征性的变平。角膜中央相对陡峭。使得患眼角膜地形图外观复杂的原因是，角膜基质环通常植入在严重的圆锥角膜内。

轴向屈光力图：角膜前表面

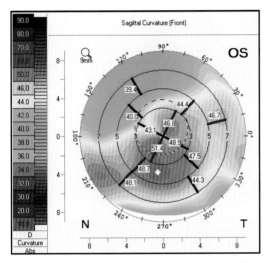

图 9-116　中央陡峭区上方与下方的绿色区域对应着 Intacs 环（Addition Tecnology，Inc）

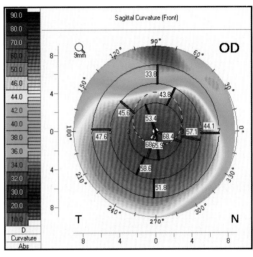

图 9-117　虽然 Intacs 环植入于上方与下方，该角膜没有变平的迹象

前表面高度图

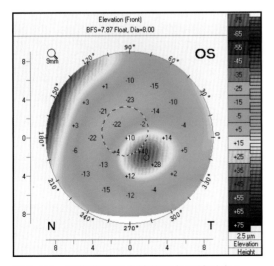

图 9-118　环绕着圆锥尖端的蓝色区域对应 Intacs 环植入位置

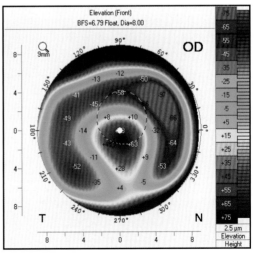

图 9-119　严重的圆锥角膜接受成功的 Intacs 治疗术后。注意：角膜中央顶端与周边部显著的高度差异

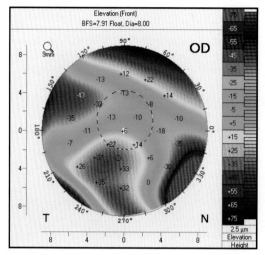

图 9-120　严重的圆锥角膜，以至于下方基质环植入只能使陡峭区域中度变平

角膜后表面高度图

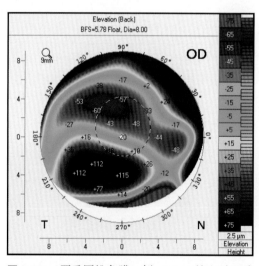

图 9-121　严重圆锥角膜一例。Intacs 植入对于减少角膜扩张区域比较有效

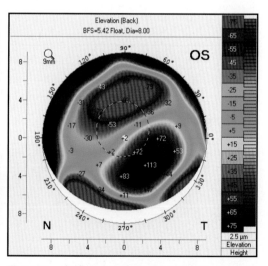

图 9-122　角膜后表面高度图显示圆锥角膜导致的明显病变。该患者为角膜内基质环植入术后

角膜厚度图

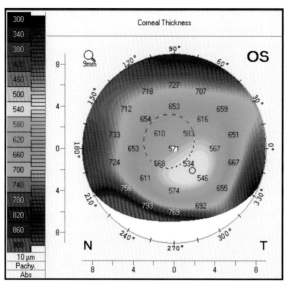

图 9-123　角膜厚度图显示 Intacs 术后眼。由于植入术对于角膜厚度只有轻微影响，在角膜厚度图上没有明显的变化

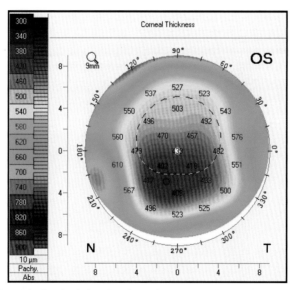

图 9-124　角膜厚度图显示角膜组织分布不规则，可能是 Intacs 术前的病理情况导致的。Intacs 对于角膜的整体厚度没有明显影响

屈光四联图

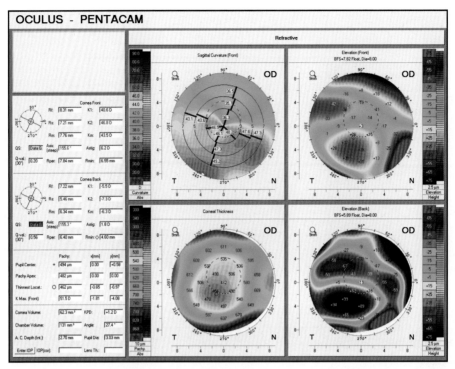

图 9-125　无临床病史时，仅通过角膜地形图来确定是否植入 Intacs 比较困难。然而，如角膜屈光力图所示，在角膜下方有轻度的变平，而在没有手术的情况下，角膜旁中央区可能更加陡峭

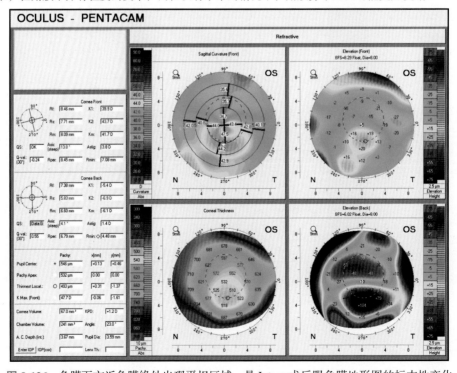

图 9-126　角膜下方近角膜缘处出现平坦区域，是 Intacs 术后眼角膜地形图的标志性变化

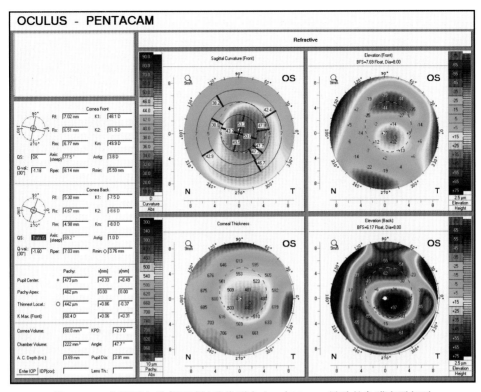

图 9-127 角膜下方升高区域被移位到中央，与 Intacs 导致的角膜变平相对

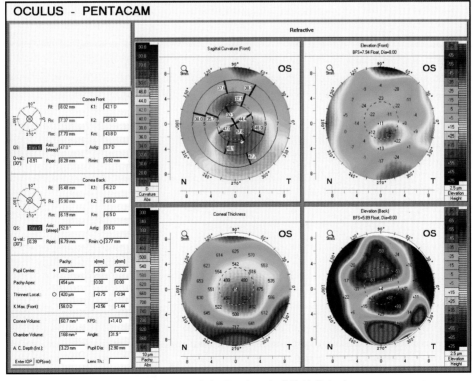

图 9-128 注意角膜下方近角膜缘处的变平

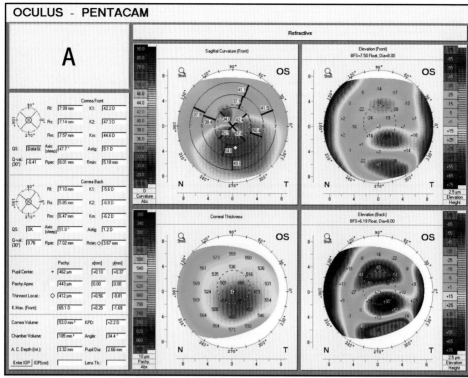

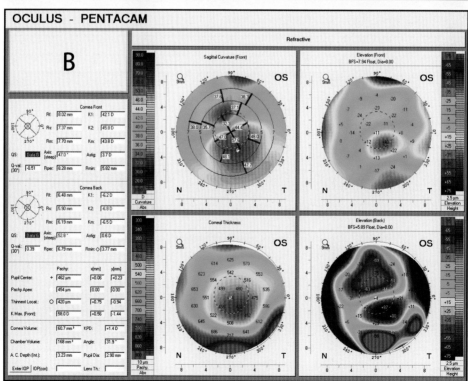

图 9-129 （A）两组屈光地形图显示圆锥角膜患者 Intacs 植入术前与术后情况。注意：角膜后表面高度升高，在轴向屈光力图前表面与角膜下方陡峭相一致。（B）角膜地形图显示 Intacs 在矢状面是如何减少圆锥面积的。Intacs 植入后角膜后表面高度改变可能不明显

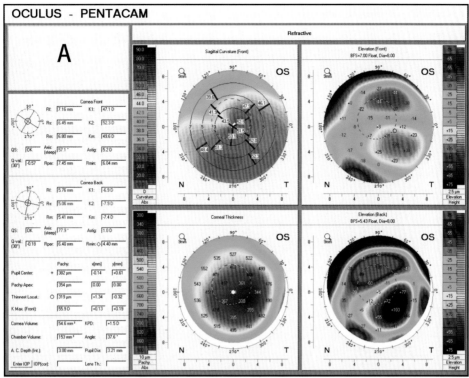

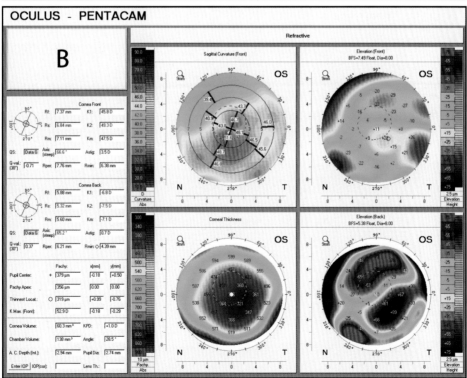

图 9-130 （A）进展期圆锥角膜患者，角膜后表面高度升高和轴向屈光力图角膜陡峭。另外，角膜厚度图显示角膜颞下方变薄，是圆锥角膜特征性改变。（B）Intacs 术后角膜地形图。在轴向屈光力图中可见明显的改善

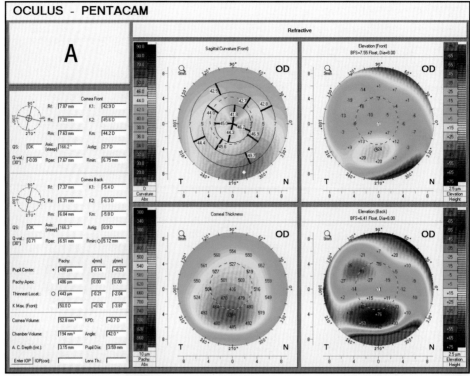

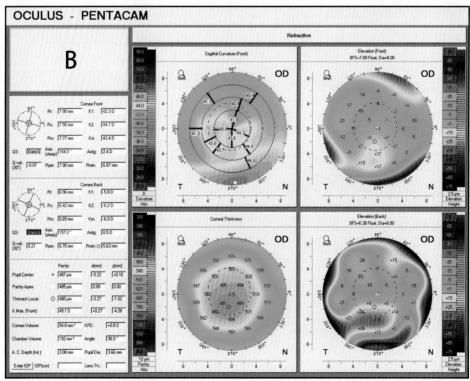

图 9-131 （A）透明边缘角膜变性患者的屈光四联图。角膜后表面高度图显示后表面明显升高。轴向屈光力图显示透明边缘角膜变性蟹爪样外观。（B）Intacs 术后角膜地形图，显示 Intacs 植入区域明显高度下降

传导性角膜成形术术后

传导性角膜成形术（CK）后与远视 LASIK 术后表现相似。

然而，CK 术后眼中的角膜间质瘢痕，通常可导致角膜周边部地形图不规则，以及图像伪影。

屈光四联图

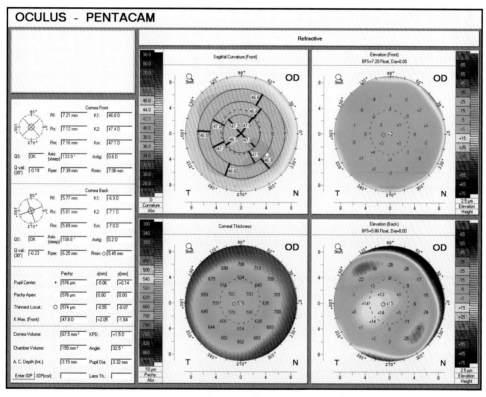

图 9-132 CK 术后眼，变化非常细微。角膜中央 K 值更加陡峭，角膜周边部圆周状轻度变平在前表面高度图最为明显

第十章

不规则散光

　　根据定义，不规则散光指角膜的两条主要子午线方向角度不垂直，通常与最佳矫正视力下降有关。它也可以被定义为同一子午线上的点具有不同的曲率。当不规则散光图形明确，具有直径至少2mm的陡峭或平坦区域时，可以被归类为宏观不规则散光。相反，当图形不明确，角膜上存在多处不规则时，则被定义为微观不规则散光。由于散光图案不明确，剖面图很难计算。

　　这可能是由于角膜内皮营养不良，如前基底膜营养不良；角膜变性，如圆锥角膜；或角膜术后状态，如偏中心切削或角膜扩张。偏中心切削后随着上皮细胞填充，角膜地形图可以随着时间的推移而改善。然而，圆锥角膜或角膜扩张性疾病通常会恶化。

轴向屈光力图：角膜前表面

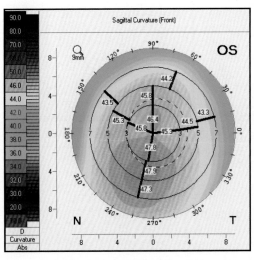 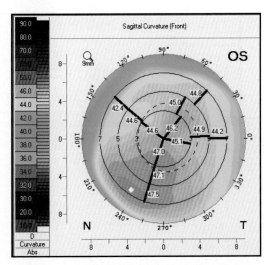

图 10-1　角膜上下区域曲率不同，称为I-S差，是角膜不规则散光的常见类型

图 10-2　前表面屈光力图显示，不规则散光常常表现为不对称的角膜曲率。鼻下区的陡峭对应颞上区的相对扁平

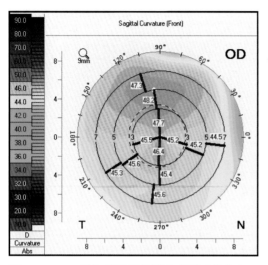

图 10-3　90° 子午线显示角膜曲率不对称分布，这是角膜上部 48.20D 处可见的不对称陡峭引起的

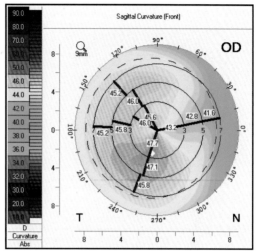

图 10-4　前表面屈光力图显示：不规则散光伴明显不对称的领结样外观和颞下方角膜陡峭

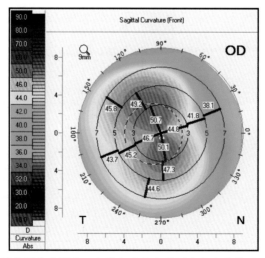

图 10-5　轴向屈光力图中，角膜上多个点的屈光力变化提示不规则散光

前表面高度图

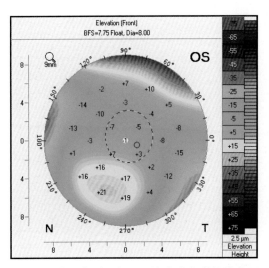

图 10-6　与已知球面相比，该患者角膜的前表面高度图显示出鼻下方抬高、不对称的高度分布，因此导致了不规则的角膜形状和不规则散光

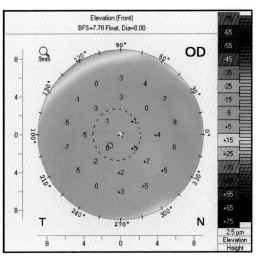

图 10-7　在没有前表面屈光力图的情况下，很难诊断角膜不规则散光，但是前表面高度图仍可以显示角膜表面有轻微的不规则

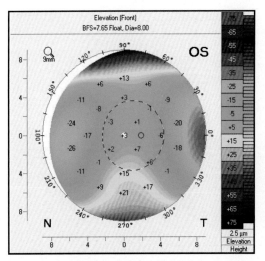

图 10-8　前表面高度图显示：通过去除 180° 子午线周围的角膜组织，该子午线周边向中央变得陡峭，用来治疗远视伴顺规散光。尽管角膜高度图看起来基本正常，但与中央光学区比，上方光学区有一个抬高的狭窄带

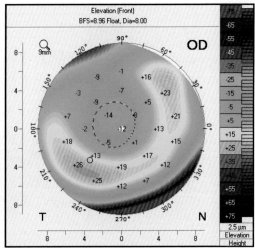

图 10-9　近视屈光手术后的角膜，前表面高度图显示：偏中心切削引起角膜形状不规则并导致不规则散光

角膜后表面高度图

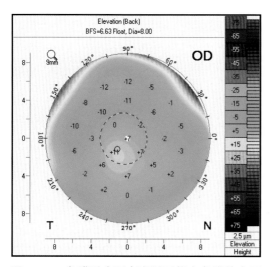

图 10-10 角膜后表面高度图可能在角膜前表面出现异常之前，即出现不规则。该眼下方有一片抬高区域，提示可能的早期角膜扩张性疾病。这种不规则的形状导致了不规则散光

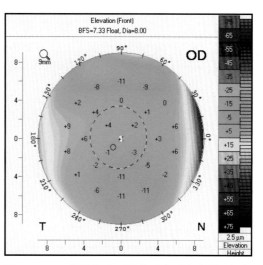

图 10-11 一张看起来正常的后表面高度图，但患者被诊断为不规则散光。单独观察角膜后表面高度图通常不能让医生诊断患者是否有不规则散光

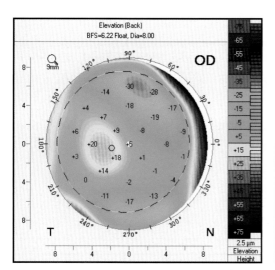

图 10-12 后表面高度图显示角膜颞侧显著抬高。有这种表现的患者可能也会有前表面高度图的改变，从而被诊断为异常角膜。该患者的不规则散光由不对称的角膜后表面导致

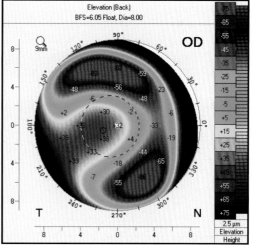

图 10-13 如果一位患者的前表面屈光力图和高度图异常，那么其后表面高度图也可能异常。该患者角膜后表面明显抬高（红色），可诊断为不规则散光

角膜厚度图

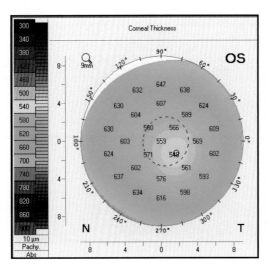

图 10-14　正常的角膜厚度图应该在角膜中央 5mm 处最薄，并由此均匀地向周边增厚。尽管该患者被诊断为不规则散光，但角膜厚度图显示正常

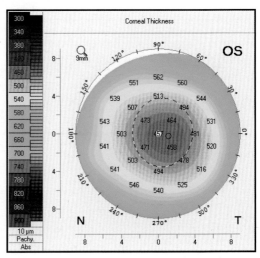

图 10-15　角膜厚度图显示角膜中央变薄，伴有一些周边不规则，可能与角膜屈光手术相关。该患者被诊断为不规则散光，但是单凭角膜厚度图很难做出诊断

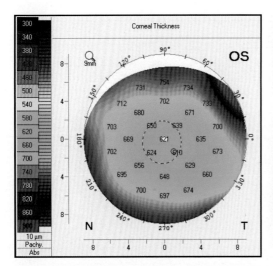

图 10-16　角膜厚度图显示角膜中央厚度高于平均值，伴有一定程度的周边部扭曲。该表现与 Fuchs 角膜内皮营养不良的角膜水肿相一致，其轴向屈光力图也显示出不规则散光

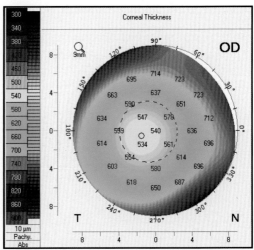

图 10-17　在这张角膜厚度图中，角膜最薄的区域在正常范围内。厚度分布向颞下方轻微移位可以是正常的。然而，其他检查显示，该患者有不规则散光

屈光四联图

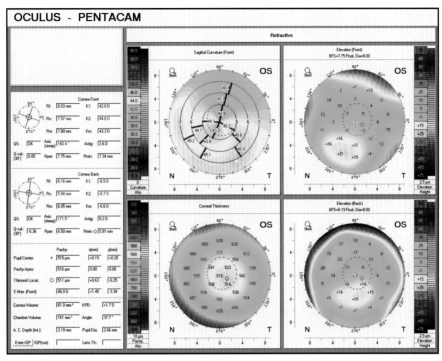

图 10-18　异常的角膜形状可以导致不规则散光。该眼为透明边缘角膜变性，在轴向屈光力图中表现最明显

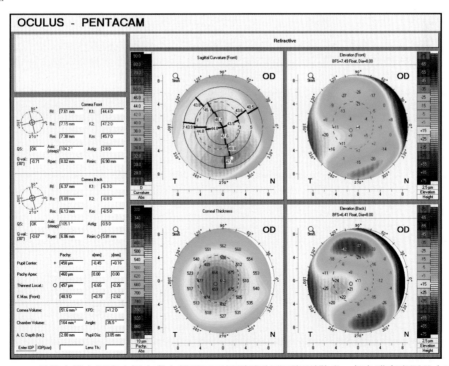

图 10-19　虽然在轴向屈光力图中存在的明显不规则导致了不规则散光，但角膜高度图基本正常

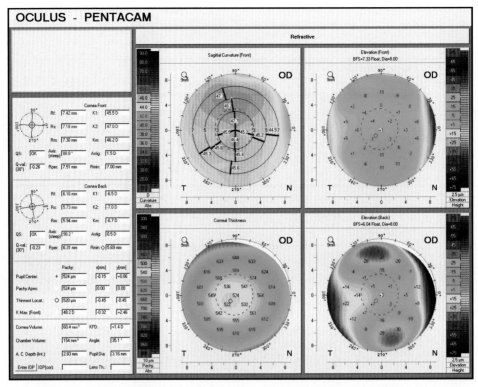

图 10-20 前表面高度图中轻微的不对称，可能引起角膜前表面屈光力的不规则

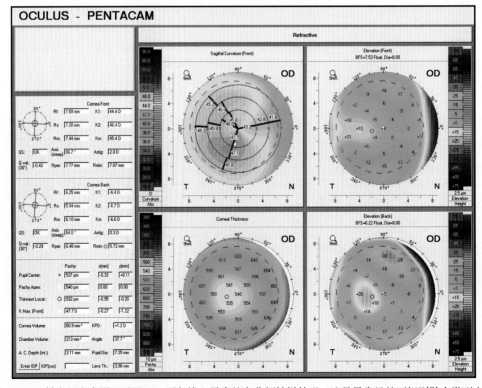

图 10-21 轴向屈光力图显示了 90° 子午线上异常的弯曲领结样外观，这是最常见的不规则散光类型之一

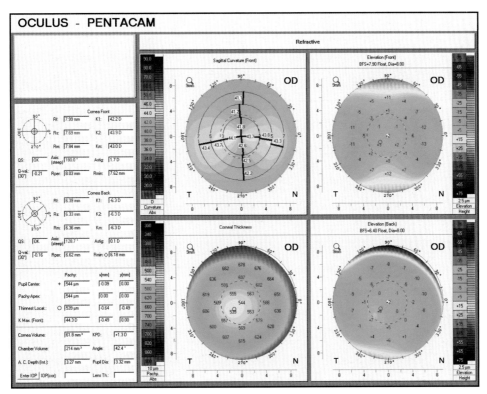

图 10-22　在轴向屈光力图中，180°子午线上轻度的弯曲领结样外观。前、后表面高度图中的轻度不规则导致了这种改变

第十一章

术后角膜膨隆

角膜膨隆指角膜进展性变薄、陡峭，导致不规则散光的出现和最佳矫正视力的下降。屈光手术后角膜膨隆有许多危险因素，包括高度近视、残留基质床过薄（< 250μm）、患者年龄偏小、术前角膜厚度< 500μm、中央角膜屈光力> 47.00D 和不对称角膜陡峭> 1.00D。最新研究表明，术前角膜地形图不规则是屈光手术后发生角膜膨隆最重要的危险因素之一。然而，在没有这些危险因素的情况下，屈光不正手术后角膜膨隆仍有报道。虽然这些危险因素作为一般临床指南有一定价值，但仍然存在争议。例如，一些研究表明，薄角膜并未增加发生角膜膨隆的风险。同样，零星的病例报告显示，在较厚的残余基质床上，依然发生了角膜膨隆。

在角膜地形图上，屈光手术后角膜膨隆的表现类似于圆锥角膜。轴向屈光力图的特点是角膜下方陡峭，首先在后表面，随后在前表面观察到的角膜高度异常。然而，近视准分子激光手术造成的角膜中央扁平，使角膜地形图读图更为复杂。

越来越多的证据表明，术后的角膜膨隆事实上不是一个孤立的个体，而是在屈光手术前未被诊断和发现的圆锥角膜。因此，在术前发现和识别这些角膜异常具有重要意义。

轴向屈光力图：角膜前表面

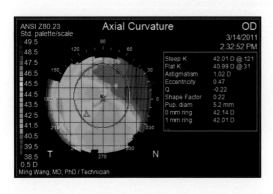

图 11-1　这幅 Atlas Placido 盘角膜地形图仪（Carl Zeiss Meditec）拍摄的轴向屈光力图来自于一位 LASIK 术后角膜膨隆的患者。不对称的弯曲领结样外观是这种情况的典型表现，除角膜屈光力（K 值）更低外，与原发性圆锥角膜无法鉴别。注意：K 值在正常范围内是因为角膜已经被 LASIK 切削平坦，从而抵消了由于角膜膨隆引起的陡峭

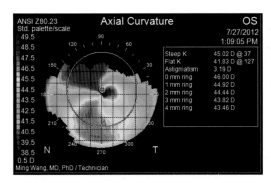

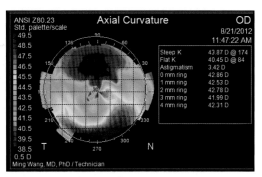

图 11-2 轴向屈光力图显示不对称的领结样图案和下方陡峭。患者的病史和角膜更平坦的 Ks 值表明，这是 LASIK 后角膜膨隆，而不是圆锥角膜

图 11-3 轴向屈光力图显示角膜下方周边部陡峭，在激光消融区域内的上半部有明显平坦区域

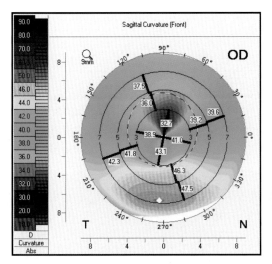

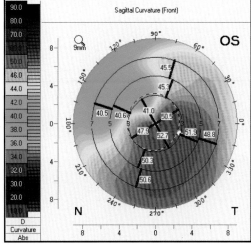

图 11-4 较平坦的 Ks 值和下方区域的陡峭与 LASIK 术后的角膜膨隆一致

图 11-5 该图为严重的 LASIK 术后角膜膨隆，可见其 I-S 差（下方和上方角膜屈光力之间的差异）大约为 12.00D

前表面高度图

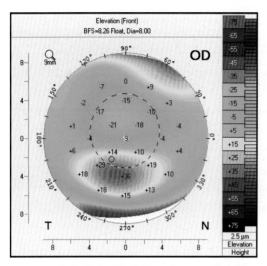

图 11-6 这张前表面高度图显示 36μm 的陡峭。与之相邻的上方平坦部分（蓝色）是激光消融的区域

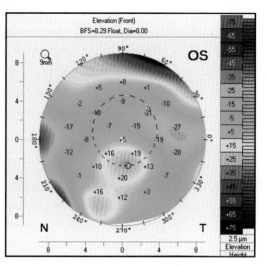

图 11-7 该角膜明显不对称，如果没有相关病史，很难确定该眼是 LASIK 术后

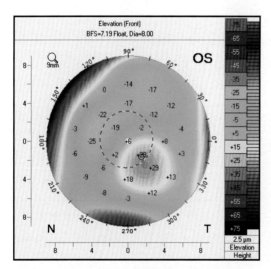

图 11-8 LASIK 手术后角膜膨隆，该图显示了角膜中央和上方变平这一典型表现，与角膜下方隆起形成对比

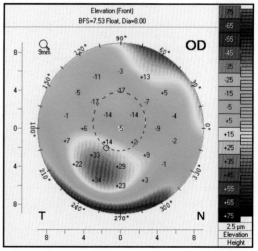

图 11-9 抬高的角膜颞下区（红色）和与之相邻的变薄区域（蓝色）是角膜膨隆的典型表现

后表面高度图

角膜屈光手术后角膜膨隆被认为是术前未被诊断的圆锥角膜，而不是一种独特的疾病，与其他类型的角膜地形图一样，后表面高度图无法区分这两种诊断。角膜后表面高度图可以在其他地形图出现异常之前检测到 LASIK 术后角膜膨隆的迹象。

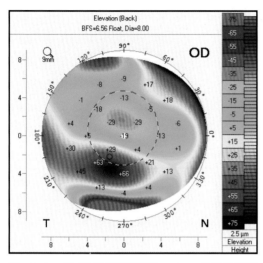

图 11-10　后表面高度图显示 LASIK 术后角膜膨隆，下方区域显著升高

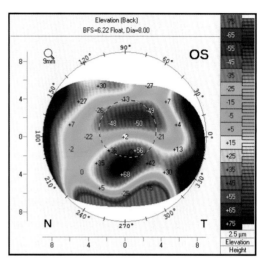

图 11-11　后表面高度图显示明显抬高区域（深红色）＞ 68μm，相邻的平坦区域（深蓝色）造成角膜中央区域超过 120μm 的高度差

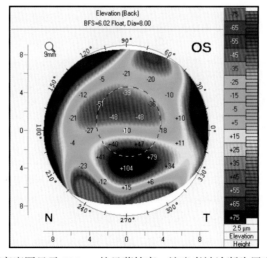

图 11-12　后表面高度图显示 104μm 的显著抬高。该患者被诊断为屈光手术后角膜膨隆

角膜厚度图

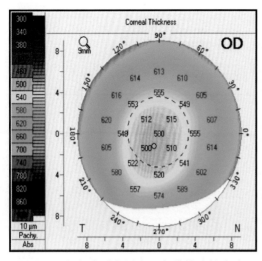

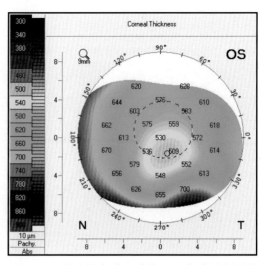

图 11-13　在角膜厚度图中，角膜扩张性疾病，角膜的最薄点通常是偏中心的，例如圆锥角膜和 LASIK 术后角膜膨隆

图 11-14　扩张的角膜通常偏心，角膜厚度图的橙色区域显示下方更薄

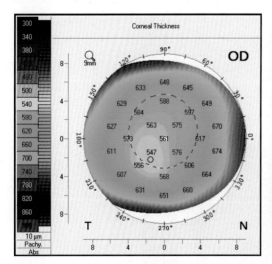

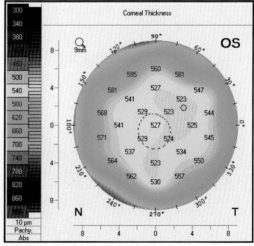

图 11-15　角膜厚度图显示相对正常的角膜。角膜最薄区域（浅绿色）轻微向颞下偏移。仅通过角膜厚度图不能诊断角膜扩张，但它提供了重要的线索

图 11-16　在大多数角膜厚度图中，最薄的区域通常显示为圆形均匀分布的图案。在这张角膜厚度图中，黄色和橙色区域是不对称且分布不均的，这可能是由于角膜变形导致的。这张图不能诊断角膜扩张，但屈光手术后出现不规则的厚度图案并不典型，故应引起重视，进行进一步检查

屈光四联图

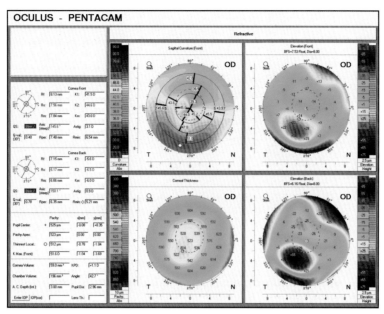

图 11-17 角膜扩张指的是角膜渐进性变薄，导致不规则散光、不对称陡峭和异常的局部抬高。在这张屈光四联图中，轴向屈光力图显示下方 51.00D 的明显陡峭，这导致了不规则散光。角膜厚度图显示最薄点为 514μm，在 LASIK 术后正常范围内。然而，前、后表面高度图明显异常，解释了为什么存在如此严重的陡峭和不规则。与圆锥角膜相比，术后扩张的轴向屈光力图中，中央区域的 K 值相对平坦，前表面高度图存在变平区域

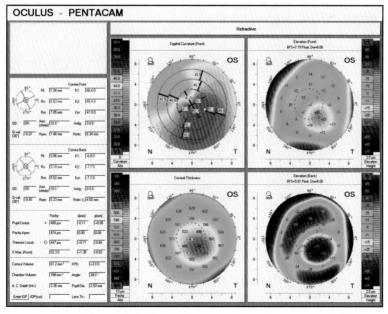

图 11-18 这组地形图可以确定，患者角膜不规则、不对称，并伴有严重的角膜扩张。角膜后表面首先受到影响，后表面比前表面抬高更明显、更严重，这是角膜扩张性疾病的典型表现。虽然在前表面高度图中，鼻上方出现了平坦的区域，可作为重要线索，但是如果没有患者之前屈光手术的病史，这组屈光四联图可能会与圆锥角膜混淆

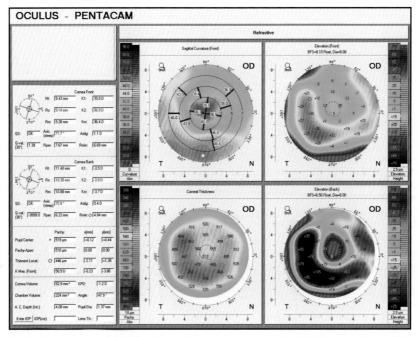

图 11-19　屈光四联图显示：放射状角膜切开术（RK）后发生了角膜扩张。RK 术后的扩张与准分子激光手术后的扩张差别明显。通常情况下，RK 术后扩张是切口裂开导致的。在该眼中，下方和鼻侧严重抬高的区域对应纠正散光的角膜切开与 RK 切口。有趣的是，覆盖小瞳孔的角膜中央仍然平坦且相对对称

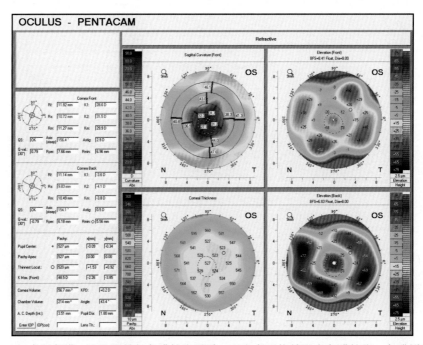

图 11-20　RK 术后角膜。这些图易与角膜扩张混淆，而患者可能并没有角膜扩张。角膜周边高度异常与 RK 切口的位置一致，代表了在这些区域角膜前表面抬高。角膜中央扁平化比医生预期的更为严重，这是外周放射状切口进行性扩大的结果

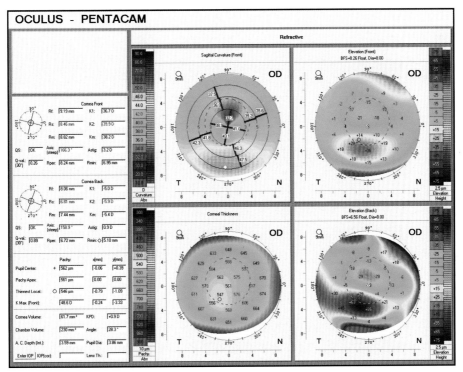

图 11-21 典型的圆锥角膜表现。然而，患者的屈光手术史提示术后角膜膨隆

第十二章

上皮基底膜营养不良

上皮基底膜营养不良（epithelial basement membrane dystrophy，EBMD），也被称为地图状 - 点状 - 指纹状营养不良、Cogan 营养不良和前基底膜营养不良，是上皮基底膜的非感染性、非炎症性疾病。一般来说，基底膜会变得不规则并增厚。这种情况通常是双眼的，但表现出明显的不对称性，导致两只眼之间差别很大。

EBMD 通常首次出现在 30 岁以上的患者中，最初可以是无症状的，也可以是短暂的视物模糊和疼痛的复发性角膜侵蚀。

增厚和不规则的上皮会导致异常的角膜地形图，易与其他疾病混淆。本章介绍了这类疾病的一些常见表现。

轴向屈光力图

轴向屈光力图中 EBMD 的表现是多种多样的。其特点是不规则散光和角膜屈光力（K）值显著不同。K 值的不规则性经常导致患者在白内障手术前眼内人工晶状体屈光度计算错误。在白内障手术前计算人工晶状体度数时，异常的角膜地形图是一个值得警惕的重要指征。

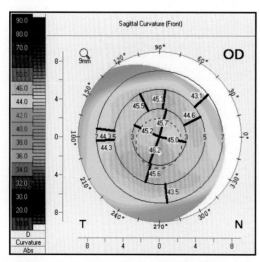 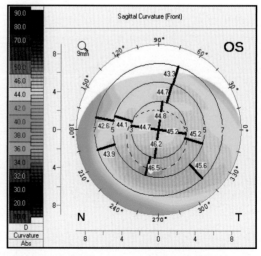

图 12-1　注意：该地形图中的不规则图案和角膜下方的陡峭。该图可能与早期圆锥角膜混淆

图 12-2　EBMD 很容易与圆锥角膜混淆。有一条鉴别诊断的线索是，EBMD 整个角膜表面很大程度是不规则的，包括角膜上半部

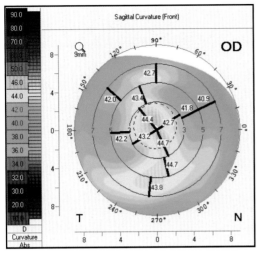

图 12-3　诊断为 EBMD 的眼角膜中心和下方陡峭。注意：角膜上皮的增厚会形成这种图像，但不是真正的角膜轮廓陡峭

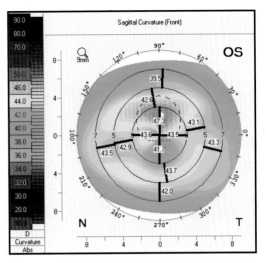

图 12-4　上皮细胞的不规则性导致 EBMD 眼中出现角膜上方陡峭和不规则散光

前表面高度图

前表面高度图在区分 EBMD 和角膜扩张性疾病方面很有价值。

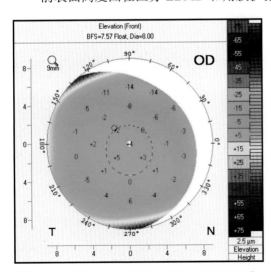

图 12-5　严重 EBMD 的眼，前表面高度图正常

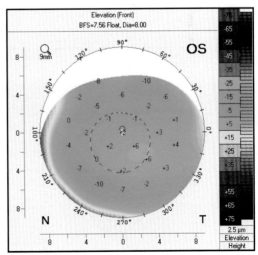

图 12-6　正常的高度图，没有证据显示角膜有扩张趋势

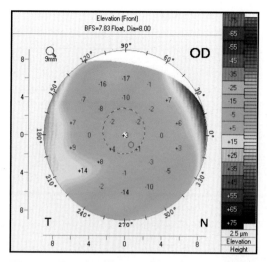

图 12-7 该眼患有高度顺规散光和 EBMD，但高度图正常

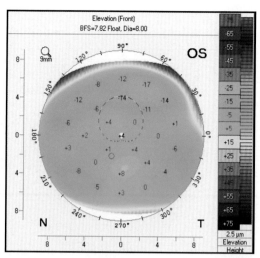

图 12-8 严重的 EBMD，角膜下方有轻微的抬高。该眼角膜上皮明显增厚，以致引起高度变化。下一步是阅读该眼的后表面高度图，EBMD 的后表面高度图可能是正常的，但是角膜扩张性疾病的后表面高度图是异常的

后表面高度图

在 EBMD 患者中，后表面高度图通常是正常的，因为这种疾病的异常仅限于角膜前表面上皮层。然而，由于上皮团块和瘢痕形成导致的角膜混浊，后表面高度图容易出现伪影。

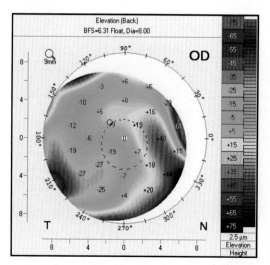

图 12-9 由于角膜后表面高度形状不规则且位置靠鼻侧，提示后表面高度图存在伪影。这种图案不符合圆锥角膜或角膜扩张，因此必须考虑伪影

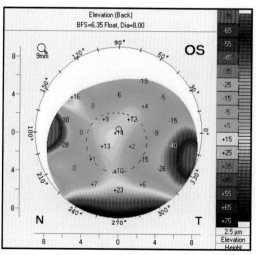

图 12-10 这是一张不寻常的后表面高度图。角膜中央和周边下方的高度不是典型的圆锥角膜或角膜扩张

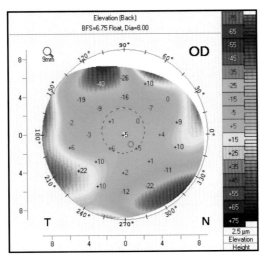

图 12-11　该图来自存在显著 EMBD 的眼，但瘢痕没有严重到造成后表面高度图伪影的程度

角膜厚度图

EBMD 中的厚度图通常是正常的，但是如果增厚严重到导致厚度的变化，就可能会导致地形图表现的改变。

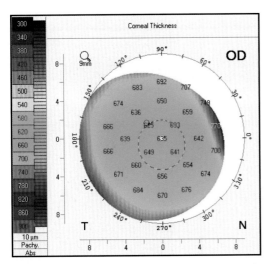

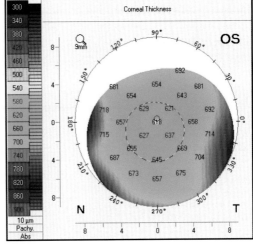

图 12-12　基本正常的厚度图，在角膜中央和旁中央的上方提示存在一些角膜增厚

图 12-13　诊断为 EBMD，基本正常的厚度图

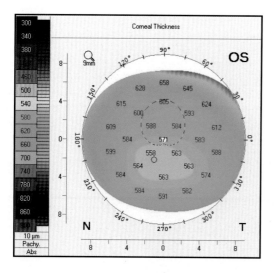

图 12-14 这张地形图说明 EBMD 可能与圆锥角膜有相似表现。角膜上皮上方增厚，最薄点显示在下方。但是一个重要的线索是角膜扩张时厚度测量最薄点不可能是 558μm。在圆锥角膜或角膜膨隆的眼中，最薄点要比这薄得多

屈光四联图

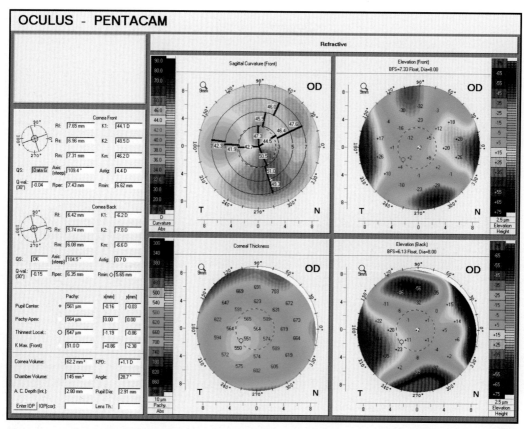

图 12-15 EBMD 可能误诊为圆锥角膜。轴向屈光力图与圆锥角膜一致，并在角膜下方显示出明显的陡峭及不规则领结样表现。但角膜前、后表面高度图正常，因此排除了角膜膨隆。角膜厚度图反映了上皮鼻上方增厚，这导致了轴向屈光力图上的不规则外观，以及厚度图上最薄点的偏心

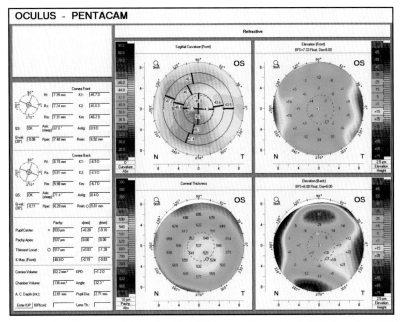

图 12-16　EBMD 导致了轴向屈光力图上的不规则散光，但前表面高度图没有变化。该眼鼻上方上皮增厚导致了厚度图上最薄点的偏心。与所有可能是角膜膨隆或圆锥角膜的病例一样，高度图对于确诊角膜扩张性疾病必不可少【译者注：该四联图缺少"三位一体"的表现】

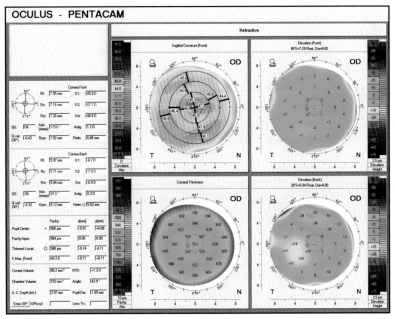

图 12-17　这是一张复杂的角膜地形图，在得出任何结论之前需要仔细考虑。轴向屈光力图严重不规则，非典型图案。这种不规则带来的第一条线索是，该眼角膜上皮存在问题，可能包括 EBMD 或严重的干眼症。前表面高度图基本正常，但提示存在早期的颞下方高度异常。后表面高度图有异常抬高的区域，在这种情况下是 EBMD 瘢痕造成的伪影。角膜厚度图正常，没有证据表明最薄点位移与后表面抬高的区域相关。由于前、后表面高度图和厚度图之间没有相关性，我们知道它不是圆锥角膜或角膜膨隆。轴向屈光力图的不规则有助于上皮疾病的确诊，这种情况应该是 EBMD。上皮的不规则恢复后，后表面高度图可能会正常

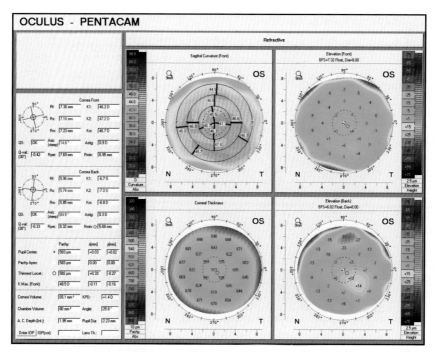

图 12-18　EBMD 引起角膜前表面不规则，导致不规则散光和后表面高度图的伪影。厚度图此时对于鉴别角膜扩张性疾病很有用。该图最薄点为 582μm，且与后表面抬高区域不一致

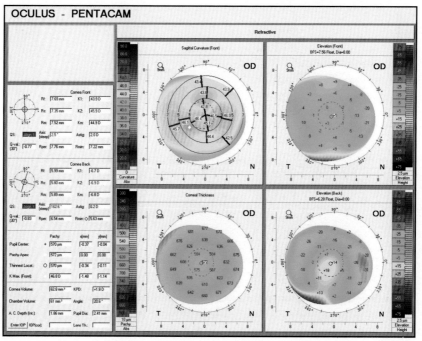

图 12-19　虽然后表面高度异常，提示有早期角膜扩张的可能，但仔细观察其他 3 张图，表明这不是圆锥角膜或角膜扩张性疾病。轴向屈光力图中的不规则图样与扩张性疾病不同。这张轴向屈光力图是正常的。厚度图显示最薄点为 570μm，不符合角膜变薄。这些发现汇总起来，可诊断为角膜上皮疾病，即 EBMD。后表面高度图的异常可能是 EBMD 引起的混浊带来的伪影

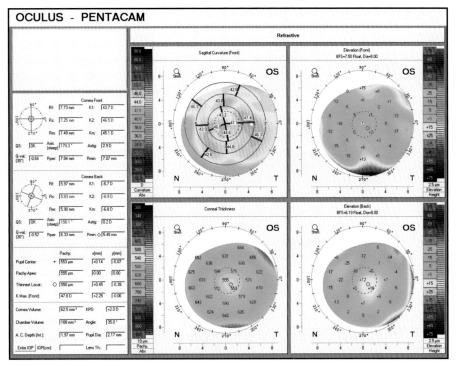

图 12-20　EBMD，类似于图 12-19。轴向屈光力图提示明显的不规则散光。前表面高度图正常，没有扩张迹象。后表面高度图有一抬高区域，但与其他 3 幅图不一致。厚度图最薄点为 550μm，与角膜扩张不符

第十三章

Fuchs 角膜内皮营养不良

随着 Fuchs 角膜内皮营养不良的进展，角膜水肿程度增加，可以看到许多细微的地形图变化，本章将对此进行讨论。

轴向屈光力图

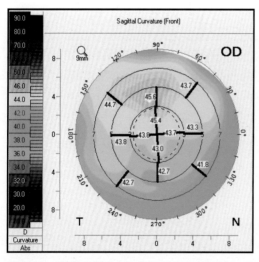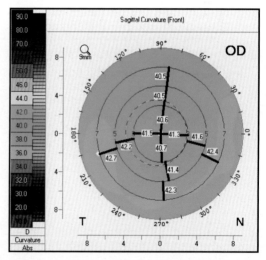

图 13-1　角膜地形图上极少发现上方的陡峭，且不是角膜扩张的结果。因此，在阅读此类图时，应考虑 Fuchs 角膜内皮营养不良

图 13-2　此眼有严重的 Fuchs 角膜内皮营养不良，但轴向屈光力图完全正常

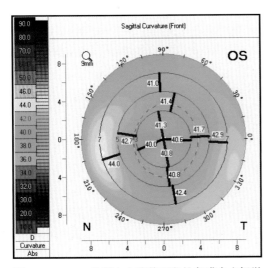

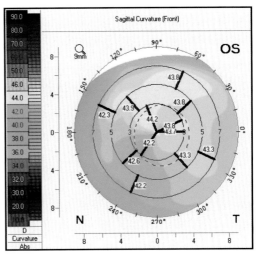

图 13-3　Fuchs 角膜内皮营养不良的角膜中央轻微不规则，由于中央增厚，周边部鼻侧有一些陡峭

图 13-4　此图角膜上方陡峭，为 Fuchs 角膜内皮营养不良常见的表现

前表面高度图

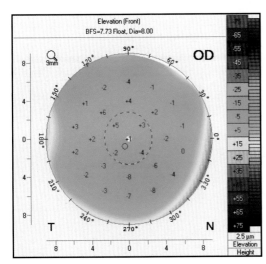

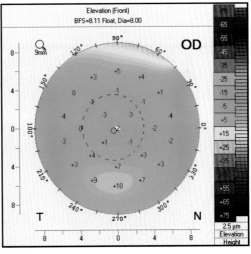

图 13-5　上方角膜旁中央部轻度抬高。角膜上方的抬高不符合角膜扩张过程，但在 Fuchs 角膜内皮营养不良中可见

图 13-6　角膜下方高度升高可能与圆锥角膜或角膜膨隆混淆，但这也可能出现在 Fuchs 角膜内皮营养不良中

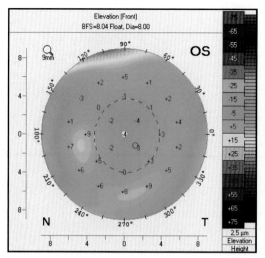

图 13-7　旁中央区弥漫性抬高，呈一环绕图案。这种图案与 Fuchs 角膜内皮营养不良一致，但不是其特异性表现

后表面高度图

　　由于 Fuchs 角膜内皮营养不良导致角膜基质全层水肿，呈不规则分布，事实上，Fuchs 角膜内皮营养不良的后表面高度图上可能出现任何图案。

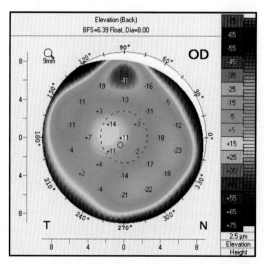

图 13-8　角膜水肿集中在角膜旁中央区到周边，造成中央区域高度相对增加

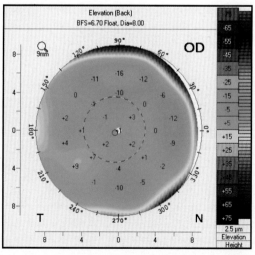

图 13-9　严重的 Fuchs 角膜内皮营养不良，但因为角膜水肿是对称的，所以没有明显高度异常的区域

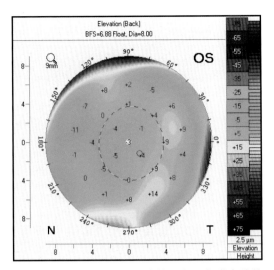

图 13-10 Fuchs 角膜内皮营养不良，角膜水肿的不规则分布导致角膜旁中央部存在相对高度差异

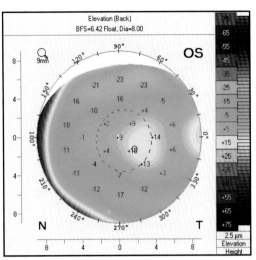

图 13-11 角膜外周的增厚导致中央的相对抬高

角膜厚度图

Fuchs 角膜内皮营养不良的标志是角膜水肿，因此厚度图显示弥漫性角膜水肿，厚度增加。

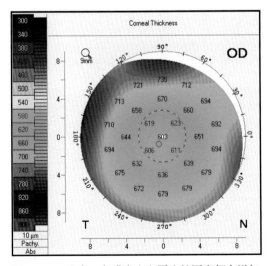

图 13-12 注意：角膜中央和周边的厚度都有增加

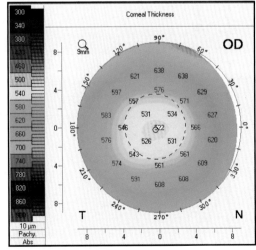

图 13-13 虽然该眼有 Fuchs 角膜内皮营养不良的临床症状，但尚未引起角膜水肿

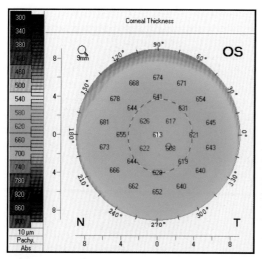

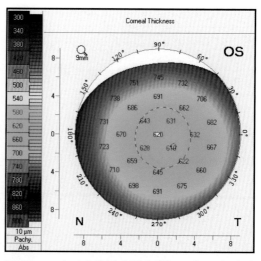

图 13-14　角膜中央和周边弥漫性水肿，为明显的 Fuchs 角膜内皮营养不良

图 13-15　由于角膜周边厚度增加，Fuchs 角膜内皮营养不良的厚度图通常呈蓝色

屈光四联图

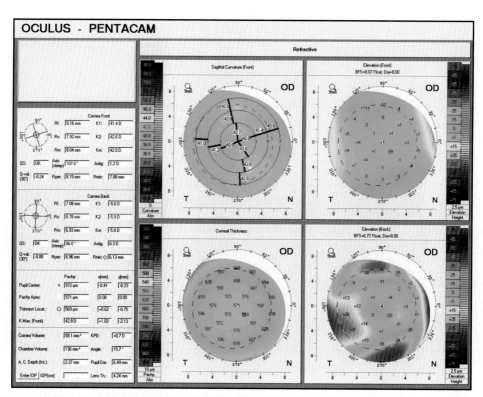

图 13-16　诊断 Fuchs 角膜内皮营养不良的线索，包括后表面高度图非特异性不规则、正常的前表面高度图和弥漫性增厚

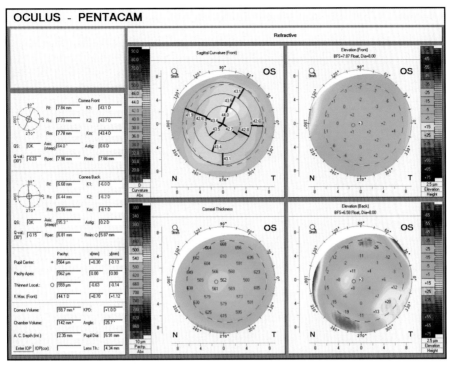

图 13-17 在这组地形图中首先发现角膜弥漫性增厚。后表面高度图非特异性不规则，与角膜扩张性疾病相区别

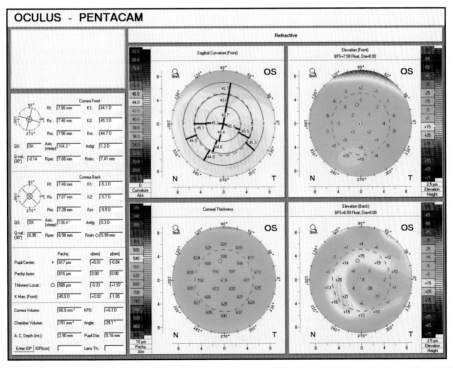

图 13-18 轴向屈光力图中角膜下方周边部陡峭可能提示透明边缘角膜变性，然而，其他地形图排除了这种诊断。注意：前、后表面高度图之间没有关联，因此与角膜扩张性疾病无关。角膜厚度图显示下方增厚比上方更加不规则。这种增厚引起了轴向屈光力图上的不规则图案

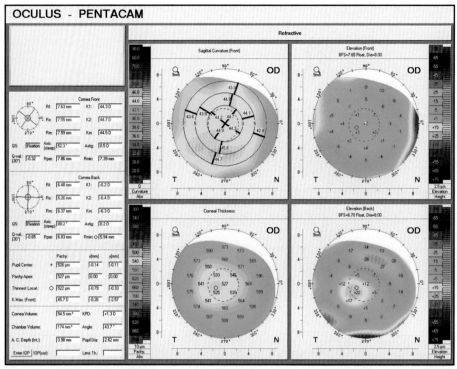

图 13-19 不结合临床的话，该眼可能被怀疑为圆锥角膜。排除圆锥角膜诊断的一条重要线索是，角膜最薄点没有明显的下方移位

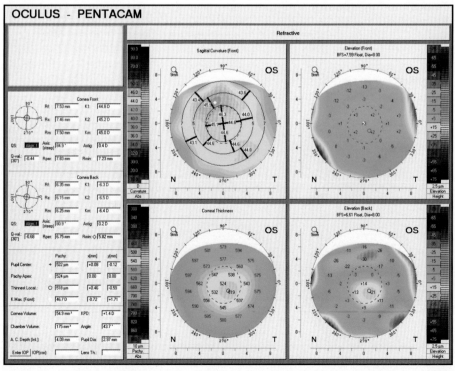

图 13-20 角膜上方陡峭和角膜后表面高度不规则，与Fuchs角膜内皮营养不良角膜地形图表现相符。也可考虑角膜上皮疾病和干眼症

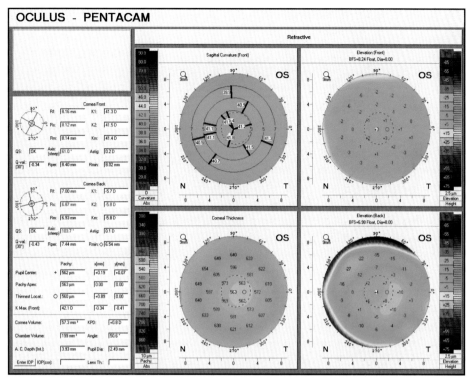

图 13-21　临床特征明显的 Fuchs 角膜内皮营养不良，角膜后表面高度图轻度不规则，角膜厚度弥漫性增加

参 考 文 献

Belin MW, Khachikian SS. Elevation based topography: screening for refractive surgery. *Highlights of Ophthalmology*. 2008.

Binder PS. Risk factors for ectasia after LASIK. *J Cataract Refract Surg*. 2008; 34（12）: 2010-2011.

Colin J, Touboul D. Algorithm for management of post-laser ectasia. *Cataract and Refractive Surgery Today Europe*. April; 2010: 36-38.

Donnenfeld ED, Randleman JB, Slade SG, Trattler WB. Refractive surgery on a thin cornea. *Cataract and Refractive Surgery Today*. May; 2009.

Espandar L, Meyer J. Keratoconus: overview and update on treatment. *Middle East Afr J Ophthalmol*. 2010; 17（1）: 15-20.

Eye Bank Association of America. *Eye Banking Statistical Report*. Washington, DC: Eye Bank Association of America; 2006.

Hardten DR, Gosavi VV. Point/counterpoint: refractive surgery in a keratoconus suspect. *Cataract and Refractive Surgery Today*. October; 2006: 66-71.

Hersch P. Managing post-LASIK ectasia. *Refractive Eyecare*. 2009; 13（8）: 21-23.

Hersh PS, Greenstein SA, Fry KL. Corneal collagen crosslinking for keratoconus and corneal ectasia: one-year results. *J Cataract Refract Surg*. 2011; 37（1）: 149-160.

Karmel M. The thick and thin of ectasia. *EyeNet Magazine*. January; 2008.

Leibowitz HM, Waring GO III. *Corneal Disorders: Clinical Diagnosis and Management*. 2nd ed. Philadelphia, PA: WB Saunders; 1998.

Lipner M. Cutting to the truth about corneal ectasia. *EyeWorld*. January; 2003.

McMahon TT, Szcotka-Flynn L, Barr JT, et al; CLEK Study Group. A new method for grading the severity of keratoconus: the Keratoconus Severity Score（KSS）. *Cornea*. 2006; 25（7）: 794-800.

Nordan LT. Forme fruste ectasia. *Cataract and Refractive Surgery Today*. September; 2007: 23-25.

Nordan LT, Trattler WB. Point/counterpoint: is corneal thickness a risk factor for post-LASIK ectasia? *Cataract and Refractive Surgery Today*. September; 2007: 58-64.

Rabinowitz YS. Diagnosing kerataconus and patients at risk. *Cataract and Refractive Surgery Today*. May; 2007: 85-87.

Rabinowitz YS. Keratoconus. *Surv Ophthalmol*. 1998; 42（4）: 297-319.

Raiskup-Wolf F, Hoyer A, Spoerl E, Pillunat LE. Collagen crosslinking with riboflavin and ultraviolet-A light in keratoconus: long-term results. *J Cataract Refract Surg*. 2008; 34（5）: 796-801.

Slade SG, Trattler WB, Woodhams T. Classifying keratoconus. *Cataract and Refractive Surgery Today*. August; 2006: 74-76.

Tasman WS, Jaeger EA. *The Wills Eye Hospital Atlas of Clinical Ophthalmology*. Philadelphia, PA: Lippincott Williams & Wilkins; 1996.

Trattler WB. Known risk factors for ectasia. *Cataract and Refractive Surgery Today*. October; 2005: 109-113.

Wang M, ed. Corneal Topography: *A Guide for Clinical Application in the Wavefront Era*. 2nd ed. Thorofare, NJ: SLACK Incorporated; 2012.

Weissman BA, Yeung KK. Keratoconus. Medscape Reference Web site. http: //Emedicine.medscape.com/article/1194693-overview. Accessed February 12, 2010.

Woodward MA, Randleman JB, Russell B, Lynn MJ, Ward MA, Stulting RD. Visual rehabilitation and outcomes for ectasia after corneal refractive surgery. *J Cataract Refract Surg*. 2008; 34（3）: 383-388.

Yeung KK, Weissman BA. 15th annual comanagement report: an introduction to corneal collagen cross-linking. *Review of Optometry*. 2010; 147（3）: 90-95.